DU

STRABISME.

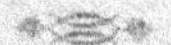

PARIS. IMPRIMÉ PAR BÉTHUNE ET PLON.

DU

STRABISME,

PAR

Le Docteur Ch. PHILLIPS

(DE LIÉGE),

Chevalier de l'Ordre Impérial St-Stanislas.

PRIX : 2 FRANCS.

PARIS, AU BUREAU DE LA GAZETTE DES HOPITAUX
(LANCETTE FRANÇAISE), rue Dauphine, 22-24;

A BRUXELLES, A LA LIBRAIRIE ENCYCLOGRAPHIQUE,

A LIÉGE, CHEZ M. PALANTE.

1840

Une opération brillante d'avenir, due au plus ingénieux chirurgien de cette époque, vient de mettre en mouvement le monde médical.

Dieffenbach, en créant un procédé pour guérir le strabisme, a jeté les bases d'une médecine opératoire nouvelle pour les maladies des yeux. Comme toutes les découvertes importantes, celle-ci a été attaquée avec violence; et quand les succès ont donné des démentis à ces attaques, on a réclamé la priorité pour d'autres. Avant d'entrer en matière, nous pensons qu'il est nécessaire d'établir les droits de chacun, afin de ne plus avoir à se préoccuper des réclamations officieuses faites par ceux qui avaient été les premiers à prendre les armes pour combattre cette nouvelle création.

Nous n'avons pas pour but de faire l'historique de tout ce qui a été tenté pour guérir le strabisme, nous dirons seulement, et cette époque nous servira de point de départ, que, jusque dans ces dernières années, on avait attribué cette difformité à une faiblesse de l'œil ou à une *contraction musculaire dans l'orbite.*

A cette dernière cause on n'avait rien opposé, tandis que l'on avait combattu la première avec l'électricité, avec des verres, des lunettes, des bandeaux de toutes formes, de toutes dimensions et de toutes couleurs.

Wollaston avait imaginé un appareil de miroirs placés sur les côtés de l'œil, et dans lesquels le malade devait sans cesse regarder. Il n'a pas réussi mieux que les autres, malgré la complication de cette machine, qu'un homme des plus spirituels appelait « un joli petit observatoire placé sur le nez du malade. »

Stromeyer, qui a étudié d'une manière toute spéciale les diverses contractions musculaires, a pensé que les déviations de l'œil dépendaient des diverses contractions musculaires de l'orbite, et comme il a proposé la division des muscles contractés pour redresser les membres déviés, il a dû proposer aussi la division du muscle contracté dans l'orbite pour redresser l'œil, sinon sa doctrine eût été incomplète. Dans ce but, il a décrit le procédé suivant :

« On fait fermer l'œil sain, et on recommande au malade de porter en dehors l'œil dévié, le plus qu'il lui est possible. Si le strabisme est *convergent*, on enfonce dans le bord interne de la conjonctive une érigne fine que l'on confie à un aide qui s'en sert pour tirer l'œil en dehors. La conjonctive ayant été soulevée à l'aide d'une pince, on la divise au moyen d'un couteau à cataracte. Le mouvement en dehors est augmenté jusqu'à ce que le muscle paraisse. On passe sous ce dernier un stylet fin, et on le divise avec des ciseaux courbés. »

C'est seulement sur le cadavre que cette opération a été tentée, jamais Stromeyer ne l'a faite sur le vivant ; les journaux de médecine ont rapporté cette théorie du chirurgien de Hanovre, en ne lui accordant aucune importance pratique. C'est qu'en effet, il était impossible de prévoir la destinée de cette opération, puisqu'on ne possédait encore aucun fait pour asseoir un jugement. Un chirurgien, ayant eu connaissance du procédé décrit par Stromeyer, voulut le mettre à exécution sur le vivant. Je le laisserai parler (1) : « Il s'agissait d'une jeune fille de quatorze ans qui louchait des deux yeux. La mère de la jeune personne, avertie de la possibilité d'une guérison, en fut transportée de joie ; malgré la plus grande fermeté de la part de la jeune fille, il fut impossible de fixer l'œil en le tenant par la conjonctive ; lorsque j'approchai le couteau, l'œil se précipita en bas en déchirant la muqueuse, retenue par des pinces.

Après avoir étanché le sang, on fit deux nouveaux essais qui furent aussi malheureux que le premier. On dut remettre l'opération à un autre moment afin de ne pas provoquer une trop vive inflammation.

Si on ne parvenait pas à fixer l'œil en prenant la conjonctive, ce chirurgien conseille de le rendre immobile en le piquant avec une aiguille à cataracte.

Le 26 octobre, M. Guérin a écrit à l'Académie des sciences les détails d'un nouveau procédé pour la section sous-conjonctivale des muscles de l'œil dans le traitement

____

(1) Annales pour la médecine étrangère, t. xxiv, 1839.

du strabisme. Nous pensons qu'il est prudent d'attendre avant de juger cette méthode.

Aujourd'hui cette opération n'est plus un projet, ce n'est plus une idée théorique, plus de trois cents faits, plus de trois cents succès établissent sa valeur : le résultat est là, il est palpable, il est de notoriété publique.

Ce travail contient cent observations d'opérations de strabisme, prises dans le nombre de trois cents que j'ai faites à Saint-Pétersbourg ; elles ont été suivies avec le plus grand soin depuis le moment de l'opération jusqu'à la guérison complète. Les expériences sur la vision, avant et après l'opération, ont été contrôlées par la plupart des médecins de cette capitale.

C'est donc avec confiance que ce mémoire est présenté au public. Le plan qui a été suivi offre sans doute peu d'intérêt : ce sont des observations qui ont toutes des parties semblables, et qui sont exposées sous la même forme. Mais, pour excuser cette uniformité, je ferai remarquer que cette question est entièrement neuve, que l'on a encore peu écrit sur cette opération, et que la méthode qui m'a paru le plus convenable pour la faire connaître, c'était de rassembler les faits à mesure qu'ils se sont présentés, de les étudier isolément, et lorsque l'on en a possédé un certain nombre, ils ont été réunis, ils ont été groupés, et l'on a pu ensuite comparer les phénomènes avant et après l'opération.

CHAPITRE PREMIER.

Le strabisme, souvent acquis, rarement congénital, est de toutes les difformités par contraction musculaire celle qui cause le plus de chagrin à ceux qui en souffrent, et en même temps elle est celle qui attire le plus l'attention des autres, et qui excite le plus de railleries. Ces attaques continuelles, cette dérision sans pitié est souvent la source de bien des passions haineuses, et certainement elle exerce une fâcheuse influence sur le moral de l'individu ainsi disgracié de la nature. Cette difformité peut troubler toute une existence. Ce sont surtout les femmes qui en souffrent le plus ; elle augmente leur timidité ; elle leur donne une défiance d'elles-mêmes, une conscience incessante de leur impuissance à plaire, but constant de ce sexe, et elle empoisonne de regrets toute une jeunesse qui devait s'écouler en plaisirs. Honneur donc ! honneur à Dieffenbach ! qui, par cette création nouvelle, est parvenu à dompter la nature dans ses caprices et à corriger ses égarements en rendant la beauté et la régularité du visage à ceux qu'elle avait créés difformes.

Les phénomènes divers qui se sont montrés pendant les opérations pour la cure du strabisme ont fait faire des observations qui ne sont pas d'accord avec celles des physiologistes. Pour connaître la juste valeur d'une théorie, il faut la soumettre à une expérience contraire, afin de voir si le résultat sera différent ; en d'autres termes, si un point quelconque de physiologie est vrai, il doit donner un résultat inverse dans l'état maladif.

Les physiologistes ont toujours expérimenté sur le sujet en santé pour expliquer les diverses modifications du mécanisme de la vue ; ils devront donc trouver leurs propositions renversées dans le cas de strabisme, puisque l'œil ou ses annexes sont dans un état de souffrance.

On verra par le résumé des diverses observations que tout est encore bien obscur dans la physiologie de l'œil ; que des théories très-ingénieuses sont réduites à l'état spéculatif ; et que la seule certitude à laquelle nous sommes arrivés (quant à ce qui concerne les phénomènes de la vue), c'est que nous n'en connaissons rien de bien positif. Afin de pouvoir apprécier les différences observées dans l'état pathologique, il est nécessaire de reproduire quelques opinions physiologiques, qui sont aujourd'hui les articles de foi des écoles médicales. Ce n'est pas un examen critique que nous voulons faire, nous écrivons seulement, à côté des opinions reçues, ce qui a été observé pendant les opérations; et pas davantage.

1° Trois muscles droits se contractent simultanément ; ce sont : le muscle droit interne, le supérieur, et l'inférieur.

2° Le muscle droit externe se contracte isolément, jamais les deux muscles droits externes ne peuvent se contracter ensemble.

3° Les muscles obliques peuvent combiner leurs mouvements avec ceux des muscles droits.

4° Le nerf oculo-moteur fournit les nerfs au muscle droit supérieur, à l'inférieur, à l'interne, et en même temps il donne la courte racine du ganglion ophthalmique.

5° Le nerf abducteur se jette dans le muscle droit externe.

Il résulte de ces faits anatomiques, que l'œil peut avoir des mouvements combinés, associés. (*Mit Bewegung.*)

Parmi les mouvements volontaires, nous citerons ceux déterminés par les muscles droits.

On voit dans l'iris des mouvements involontaires, et des mouvements que l'on peut nommer volontaires, puisque la pupille se contracte quand, par la volonté, on force l'œil à conserver une certaine direction; et enfin, on trouve, réunis dans les muscles internes, supérieur et inférieur, des mouvements associés avec ceux de l'iris.

Il est impossible d'empêcher la pupille de se contracter quand on tourne *volontairement* l'œil en dedans : ces mouvements associés dépendent du même nerf, l'oculo-moteur, qui fournit, comme nous l'avons vu, les nerfs aux trois muscles droits, et qui concourt à la formation du ganglion ciliaire.

Le principe nerveux volontaire passe par continuité du nerf oculo-moteur sur la racine du ganglion, et ce dernier, réagissant sur l'iris, détermine son resserrement dans le moment où l'œil est attiré en dedans par la contraction du muscle droit. Nous renvoyons au chapitre du Strabisme divergent, pour examiner les effets produits par l'influence des nerfs moteurs agissant par continuité sur les nerfs sensitifs. Ces phénomènes sont donc sous la puissance volontaire. Il est nécessaire d'insister sur ce point, parce que l'on verra les différences en examinant l'état pathologique.

L'excitation, qui produit le mouvement de la pupille, agit en même temps sur les deux pupilles, lorsque même on ferme un œil.

Ainsi, que cette excitation soit interne, c'est-à-dire, que la volonté attire en dedans les deux yeux, les deux pupilles seront également ouvertes ; le phénomène sera le même si l'une est placée dans l'ombre et l'autre dans la lumière.

L'excitation externe, c'est-à-dire la vue des objets, produira les mêmes résultats quand bien même un œil regardera un point lumineux, et quand l'autre restera dans l'ombre.

Si un œil est attiré en dedans *volontairement*, les deux pupilles se contractent.

On sait que pendant le sommeil les yeux sont attirés en dedans, et les pupilles sont contractées.

Ces organes, n'étant plus retenus par la volonté, cèdent à une force centrale qui les attire en dedans.

Les muscles obliques, quand ils obéissent à la volonté, produisent la contraction de la pupille. Lorsque les muscles droits réunissent leur force pour tenir l'œil au milieu de l'orbite, ils entraînent cet organe en arrière ; ces quatre muscles se raccourcissent en se contractant, ils jouent le rôle du muscle qui enveloppe l'œil des chevaux. Les obliques, unissant leurs efforts à ceux des muscles droits, fixent l'œil et le retiennent en avant. Ces deux forces combinées changent la longueur de l'axe du globe oculaire, ce qui modifie l'ouverture pupillaire, et ce qui fait varier la portée de la vue.

Les muscles obliques retiennent aussi l'œil dans l'angle

interne des paupières. Par l'étude du strabisme divergent, nous pourrons vérifier ces deux faits, savoir : que les muscles obliques contractent les pupilles sans le secours du muscle droit interne, et qu'ils empêchent l'œil de se diriger en dehors quand on a coupé le muscle droit interne. Cependant cette puissance des obliques peut être vaincue par le muscle droit externe. On a l'occasion de vérifier ce fait, lorsque, dans l'opération, on dissèque trop profondément le muscle interne; ce dernier n'a plus assez de force pour aider les obliques, et comme l'action de ces derniers est intermittente, c'est-à-dire que tantôt ils tiennent l'œil en dedans et tantôt en haut et en bas, le muscle externe agissant sans antagonistes constants produit insensiblement le strabisme divergent.

Schrœder van der Kock dit que les muscles obliques agissent toujours ensemble, et comme leurs tendons enveloppent les trois quarts du globe oculaire, ce dernier est comprimé par la contraction de ces muscles, et la longueur de l'axe est plus ou moins modifiée, selon que l'œil *s'accommode* à voir à des distances différentes. Pour voir un objet rapproché, les yeux *s'accommodent*, s'adaptent spontanément ; ainsi l'objet étant très-rapproché, les yeux se tournent en dedans, *la volonté* les attire dans l'angle interne des paupières, il y a strabisme volontaire convergent des deux yeux, les pupilles sont toujours *contractées*, et la vue n'est pas double. Il faut donc, pour que la vue soit correcte, que les deux yeux puissent être également tournés vers l'objet ; si ce dernier est placé hors de l'axe, la faculté de le voir n'existe plus, et les deux axes ne sont pas dirigés également vers le même point (comme dans le strabisme) ; cette fausse position des axes détermine une fausse *accommodation* et par suite une fausse perception. C'est ainsi, par exemple, que si les axes, à une distance variable, ne se rencontrent pas sur le même objet, ils transmettent deux images à la rétine, ce qui produit la vue double.

Pour être compris je rapporterai la démonstration de Muller.

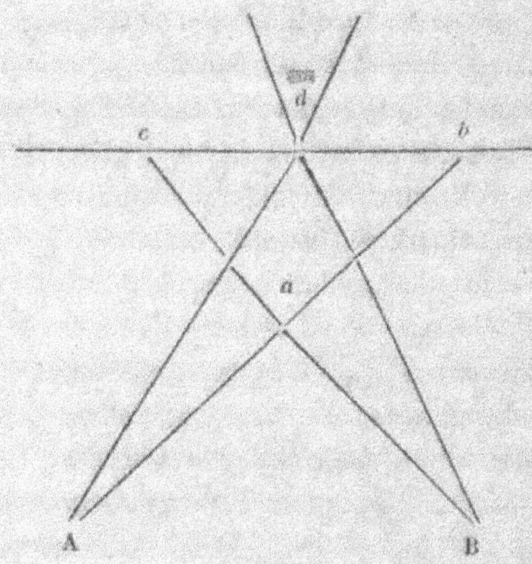

Les axes se rencontrent sur a quand on cherche à le voir; si on veut voir d les axes s'allongent (*l'accommodation*) sur d, et a est vu double parce que a se dessine pour l'œil A en b et pour l'œil B en c. Ces images doubles de l'objet a sont très-vagues et très-indistinctement dessinées.

Ces quelques lois physiologiques nous feront comprendre les variations que nous allons rencontrer dans l'étude du strabisme.

On est généralement d'accord sur le déplacement de la lentille lorsque l'axe du globe oculaire subit des variations, mais la démonstration anatomique n'en a pas été faite. Je dois à l'obligeance de Jacobson, de Copenhague, des éclaircissements fort intéressants sur cette disposition.

Cet anatomiste démontre que la lentille est déplacée soit en avant, soit en arrière, selon que les objets sont proches ou éloignés.

Des physiologistes ont nié ce mouvement par l'impossibilité d'une démonstration matérielle. Les deux chambres de l'œil étant remplies par des liquides ne peuvent pas permettre ces divers déplacements : telle est leur opinion.

Jacobson, après de nombreuses recherches, après de nombreuses dissections, est parvenu à découvrir le mécanisme de ce phénomène. Selon lui, le canal de Petit, et les petits réservoirs qui entourent le cristallin, servent de diverticulum qui sont nommés péri-lenticulaires. Les liquides des chambres de l'œil refluent dans le canal en plus ou moins grande quantité, selon que le *cristallin* doit être déplacé à une distance plus ou moins grande.

Cette structure du canal et de ses aboutissants est surtout remarquable dans l'œil des chats.

L'anatomiste de Copenhague croit que le cristallin est mis en mouvement par le *processus ciliaris*. Nous pensons que cette dernière opinion ne sera pas adoptée ; le mouvement ne peut être donné que par des *tissus contractiles*, par la fibre musculaire ; et rien dans la structure du processus ciliaris ne ressemble à cette fibre musculaire sans laquelle le mouvement est impossible.

Ce déplacement des liquides des deux chambres de l'œil est une découverte heureuse et qui ne pouvait être faite que par des dissections très-délicates ; il fallait pouvoir rendre l'œil et ses membranes si frêles, assez solides pour permettre une coupe égale et nette. Jacobson a réussi en plaçant le globe oculaire dans l'acide chromique étendu d'eau. L'œil acquiert très-vite, dans ce liquide, une dureté assez grande pour supporter une coupe très-régulière.

Cette démonstration de Jacobson ne peut laisser aucun doute sur le déplacement des liquides. Nous pensons que les deux muscles obliques, en se contractant, jouent le rôle principal dans la production de ce phénomène.

Nous formulons ici cette opinion d'une manière générale, en renvoyant au chapitre des strabismes par contraction des obliques, pour exposer des détails qui éclairciront cette action physiologique.

MÉTHODE OPÉRATOIRE.

Le malade doit être placé sur une chaise assez élevée, pour que l'opérateur, étant assis, puisse tenir les mains vis-à-vis des yeux de l'opéré, sans trop lever les bras.

Un aide est chargé de tenir la tête de l'opéré et de soulever la paupière supérieure : il ne doit s'occuper d'aucune autre partie de l'opération. Cette tâche est déjà assez difficile, car si l'on opère des enfants, souvent très-indociles, il faut une extrême attention pour suivre leurs mouvements et pour conserver la position donnée à la paupière.

Si l'aide l'abandonne, l'opération la mieux commencée peut échouer ; il est quelquefois très-difficile de relever cette paupière, parce que l'instrument, arrêté par les crochets plantés dans la conjonctive, ne peut être mis en mouvement sans déplacer les *érignes* ; alors l'œil est tiraillé dans des sens différents, et les mouvements rapides et multipliés du globe de l'œil finissent quelquefois par détacher les crochets : il faut alors tout recommencer.

Un deuxième aide se place devant le malade : il est chargé de tenir la paupière inférieure en bas, avec une double *érigne mousse*, et, pour ne pas gêner l'opérateur, il doit se mettre à genoux, aux pieds de l'opéré.

Un troisième aide, placé vis-à-vis de l'opérateur et à côté du malade, doit tenir les crochets implantés dans l'œil, afin d'écarter les lambeaux de la membrane muqueuse; il doit aussi avoir de petits morceaux d'éponge placés dans des pinces, afin d'enlever le sang à mesure qu'il s'écoule dans la plaie.

Le quatrième aide se place derrière le chirurgien : il doit prendre et donner les instruments lorsque l'opérateur en a besoin.

Les instruments sont les suivants :

Une petite érigne simple, pour fixer le globe de l'œil ;

Une petite érigne double, pour soulever le lambeau de la *membrane muqueuse.*

Un petit bistouri droit pour ouvrir la conjonctive.

Des ciseaux recourbés pour continuer la dissection.

Des ciseaux courbés sur le plat pour enlever les petites *franges de muqueuses* qui restent attachées au globe de l'œil.

Des pinces fermées et tenant de petits morceaux d'éponge pour étancher le sang. Les paupières doivent être largement écartées, la supérieure par un élévateur ordinaire, et l'inférieure est abaissée par une érigne double.

Quand tout cet appareil est préparé, et quand les aides sont convenablement placés, on procède à l'opération de la manière suivante.

OPÉRATION.

On doit enfoncer brusquement un petit crochet dans l'angle où l'œil est caché. On soulève avec cet instrument la conjonctive qui sert à ramener l'œil au dehors. Ensuite on place sur la paupière inférieure une large érigne double afin de l'abaisser, et on la confie à un aide qui doit la tenir sans faire aucun mouvement. L'aide placé derrière le malade glisse l'élévateur sous la paupière supérieure afin de la relever, et l'opérateur accroche la muqueuse scléroticale avec une petite érigne dont il s'est servi pour commencer l'opération.

Entre les deux petites érignes qui soulèvent la muqueuse on fait une petite incision avec le bistouri ; alors les érignes tirées dans des directions opposées forment un sac *profond de membrane muqueuse* dans le fond duquel on voit la sclérotique. L'ouverture de ce sac est agrandie avec des petits ciseaux recourbés, et, lorsque la plaie est assez grande, on peut commencer les recherches pour découvrir le muscle contracté. En tirant l'érigne sur le globe de l'œil, on voit, vaguement il est vrai, une petite bandelette aplatie et écrasant un peu la sclérotique.

C'est dans cette dépression qu'il faut plonger le crochet pour saisir le muscle : on achève la dissection avec les petits ciseaux, et ensuite on soulève le muscle. C'est dans ce moment qu'il faut passer la curette entre le globe de l'œil et le muscle, afin de le détacher dans toute sa longueur des brides celluleuses qui pourraient encore le retenir.

Lorsque, par les mouvements de la curette, on a acquis la certitude du débridement total du muscle, on fait passer entre ce dernier et la sclérotique de petits ciseaux recourbés avec lesquels on le coupe en travers. L'œil vient se placer dans le centre des paupières, et l'on achève l'opération en enlevant avec précaution toutes les érignes qui ont servi à rendre l'œil immobile.

Il est très-important d'attaquer hardiment le premier temps de cette opération ; la plus petite hésitation en implantant le premier crochet peut en compromettre le succès. S'il n'a pas été placé précisément sur l'attache du muscle, on se livrera à des recherches qui provoqueront une grande inflammation, et l'on peut même ne pas le trouver, ou bien on peut le couper sans le savoir. Si l'on ne réussit pas à implanter de suite l'érigne, les muscles de l'œil se contractent avec violence, et le globe est mis en mouvement dans tous les sens ; les paupières se ferment, et il vaut mieux alors ajourner l'opération que s'obstiner à lutter contre ces obstacles.

La situation des malades, après cette opération, varie suivant la plus ou moins grande déviation de l'œil.

Lorsque le strabisme n'est pas fort, la plaie faite à la muqueuse est petite, et ordinairement elle se cicatrise en quatre ou cinq jours et presque sans inflammation. Si l'œil est fortement attiré en dedans, la plaie faite à la conjonctive est très-grande, le globe de l'œil est disséqué sur la moitié de son étendue. L'hémorrhagie, assez abondante dans ce cas, rend l'opération plus difficile, et l'inflammation qui en est la suite débute avec quelque violence.

Les compresses froides, qui suffisent pour arrêter l'inflammation dans le premier cas, sont impuissantes dans le second ; il faut mettre le malade au lit ; il faut faire pratiquer une saignée, quelques applications de sangsues à la tempe, et continuer nuit et jour l'emploi des compresses froides.

Les malades doivent se soumettre à la diète la plus sévère ; ils doivent tenir l'œil fermé, et il faut fermer les rideaux de l'appartement afin qu'une trop vive lumière ne vienne pas exciter l'organe opéré.

Il est très-utile de compléter le traitement par quelques laxatifs et par le *calomel*, dont on augmente la quantité, si l'inflammation se montre rebelle.

Les trois ou quatre premiers jours qui suivent l'opération, le côté de l'œil qui a été opéré reste rouge. Quelques filaments de membrane muqueuse et de tissu cellulaire fatiguent quelquefois les malades par l'irritation qu'ils produisent ; ils agissent comme des corps étrangers , il faut les couper, et la gêne cesse aussitôt.

Ces premiers jours passés , on remplace l'eau froide par l'eau de plomb, et la rougeur pâlit bientôt.

C'est à cette époque que les bourgeons muqueux commencent à pousser, principalement chez ceux qui ont eu l'œil très-dévié.

Ces bourgeons sont blancs , quelquefois rosés ; ils se lèvent sur un fond rouge ; lorsqu'on veut les prendre avec des pinces, ils échappent aux mors , et la moindre traction les déchire.

Il est cependant indispensable de les enlever , car ils grandissent avec rapidité. On fait asseoir le malade comme pour pratiquer la première opération ; un aide écarte les deux paupières avec les doigts , et l'opérateur fait passer à travers le bourgeon une très-fine érigne qu'il ne doit pas tirailler, car le plus petit mouvement ferait déchirer les tissus du bourgeon ; en la maintenant droite , il peut faire passer des petits ciseaux recourbés sur le plat entre l'érigne et la sclérotique , et d'un coup il peut emporter le bourgeon tout entier.

L'hémorrhagie qui suit cette petite opération est presque toujours abondante, souvent même elle rend cette opération difficile, surtout chez les enfants, parce que ces bourgeons gorgés de sang se laissent déchirer par le plus léger attouchement. On fait aussitôt laver l'œil avec de l'eau tiède que l'on remplace par l'eau de plomb, et, deux ou trois jours après, il ne reste plus de traces de l'opération.

Cependant les sujets qui ont souffert d'une grande inflammation sont exposés à voir ces bourgeons se reproduire deux ou trois fois ; il faut alors les enlever à mesure qu'ils apparaissent.

Il faut se garder de détruire ces bourgeons par la cautérisation ; les essais de ce genre qui ont été faits n'ont pas été satisfaisants. Le traitement est fort long et laisse des cicatrices blanches, inodulaires ; il se pourrait que, par la suite, la rétraction de ces tissus ramenât l'œil dans la position de strabisme. Ce traitement est plus douloureux que la simple excision.

Le développement de ces bourgeons est intéressant à étudier. Ils doivent parcourir diverses phases avant que leur évolution soit complète.

Quelques jours après l'opération, on voit la membrane muqueuse se boursoufler dans quatre ou cinq points différents. Ces petites inégalités, blafardes, ressemblent à des bulles d'air qui viennent crever à la surface de l'eau. Insensiblement elles augmentent de volume, leur circonférence se touchent, et elles se réunissent en une seule masse. C'est à cette époque qu'elles deviennent rouges et qu'elles paraissent être gorgées de sang. C'est aussi pendant cette période que la suppuration est produite en plus grande quantité.

Lorsque l'on cesse l'application des compresses trempées dans l'eau froide, ces masses de bourgeons se soulèvent pendant quelques jours, et si à cette époque, c'est-à-dire du huitième au dixième jour après l'opération, on veut en faire la résection, on produit une hémorrhagie abondante. La plaie ne se cicatrise pas immédiatement et d'autres bourgeons grandissent comme les précédents, en parcourant les mêmes périodes.

Étant soustraits à l'influence de l'eau froide ils ne tardent pas à changer de forme et de couleur. Les sillons qui les séparaient s'effacent, de sorte qu'ils ne paraissent plus former qu'un seul bourgeon. Ce dernier s'arrondit, il devient lisse et brillant; la rougeur s'éteint insensiblement, et enfin il présente la forme et la couleur d'une perle fine. Cette teinte opâle est surtout remarquable chez les sujets scrofuleux.

Le bourgeon se rétrécit à sa base; il se forme un collet, ce dernier perd sans cesse de son volume et n'est bientôt plus réduit qu'à un pédicule mince et court.

Dans cet état d'étranglement la circulation est presque nulle dans le bourgeon. C'est le moment le plus favorable pour en débarrasser le malade. Il s'écoule à peine une goutte de sang lorsqu'on vient de le couper, et l'on aperçoit au-dessous les stries convergentes de la cicatrice.

Leur développement ne se fait pas de la même manière quand on n'emploie pas l'eau froide pour arrêter l'inflammation. On ne voit pas ce boursouflement successif ni la réunion des divers soulèvements. Les bourgeons restent isolés et il faut alors les couper les uns après les autres. J'ai eu deux fois l'occasion d'observer un fait assez intéressant. Deux ou trois jours après avoir coupé le bourgeon, un malade vint me trouver, plein d'inquiétudes sur ce qui s'était formé dans son œil. Après avoir ouvert les paupières, je vis une tache noire semblable à la mélanose, grosse comme une tête d'épingle, développée sur le lieu où avait végété le bourgeon. J'abandonnai cette production à elle-même, et trois jours après elle était résorbée. La seconde fois elle avait les mêmes caractères et elle s'était développée sous les mêmes conditions que la première, je l'enlevai avec des ciseaux et je vis un petit caillot de sang veineux renfermé dans une légère couche de tissu cellulaire. Il est probable qu'en coupant le bourgeon j'avais soulevé une maille celluleuse et qu'elle avait conservé la gouttelette de sang qui s'échappe ordinairement de la petite plaie produite par la résection du bourgeon charnu.

Quoi que l'on fasse après l'opération, malgré les plus grandes précautions, malgré les soins les plus assidus, quelquefois on n'a pas pu mettre les opérés à l'abri des ravages de l'inflammation. Si elle acquiert une grande intensité, les désordres qu'elle occasionne sont très-grands.

Il faut tout faire pour empêcher la suppuration des tissus de l'orbite; le tissu cellulaire se laisse détruire par la suppuration avec une rapidité qui fait le désespoir des malades et de l'opérateur. Les suites de cette désorganisation peuvent être funestes, l'inflammation peut se communiquer au globe de l'œil, et la perte de la vue en est le triste et déplorable résultat.

Une jeune dame a souffert beaucoup d'une inflammation qui avait envahi le tissu cellulaire de l'orbite.

Ce fait, isolé dans le grand nombre des sujets opérés, a cependant attiré notre attention : l'eau froide, sans cesse appliquée sur la plaie, peut agir comme un corps étranger ; le clignotement de la paupière peut aussi irriter la partie disséquée, et le contact de l'air surtout a été la cause principale de tous les désordres que l'on vit après cette opération rapidement exécutée. Pour mettre l'œil à l'abri de toutes ces causes d'excitation, aussitôt après l'opération, lorsqu'on a nettoyé la plaie, il faut fermer les paupières avec une petite bandelette d'emplâtre agglutinatif, et ensuite il faut continuer les applications de compresses froides. On obtient ainsi tous les résultats du traitement anti-phlogistique, et l'œil est préservé des excitations du dehors. Depuis cette modification apportée au traitement consécutif, on n'a plus eu à lutter avec des symptômes inflammatoires.

CHAPITRE DEUXIÈME.

STRABISME CONVERGENT DE L'ŒIL DROIT.

On est tout d'abord étonné, en voyant dans un nombre de strabismes la différence qui existe entre les strabismes divergents et les convergents.

La cause de cette disproportion existe dans les nerfs qui mettent les muscles de l'œil en mouvement.

On verra aussi que des forces diverses se réunissent pour produire le strabisme convergent, tandis que le strabisme divergent est l'effet de la contraction d'un seul muscle qui agit toujours sans le secours d'aucun autre, et par la puissance d'un nerf qui lui est propre.

Trois muscles droits, l'interne, le supérieur et l'inférieur, reçoivent l'influence du nerf oculo-moteur. La contraction de ces trois muscles devrait donc être dans la même proportion, et cependant, dans le nombre des strabismes que nous avons étudiés, il existe seulement deux déviations de l'œil en haut et une seule en bas.

Le grand nombre des strabismes internes sera justifié et compris, lorsqu'on aura adopté ce point de la physiologie des muscles de l'œil que nous avons développé plus haut, c'est-à-dire que les muscles obliques portent l'œil en dedans.

et surtout lorsque l'on aura admis cette force centrale qui les dirige sans cesse vers la ligne médiane.

Une disposition anatomique qui est déterminante dans la production de cette déviation, c'est la racine intermédiaire entre l'oculo-moteur et le nerf sympathique.

Cette courte racine met en rapport deux systèmes différents ; les organes locomoteurs sont donc soumis à un plus grand nombre de filets nerveux, à des innervations différentes.

Les chances de l'irritation spasmodique sont ainsi d'autant augmentées, parce que l'action spasmodique de l'un réagit sur l'autre.

Le strabisme convergent peut être produit par la contraction du muscle droit interne, alors l'œil est simplement attiré en dedans.

Cette difformité peut encore dépendre de la contraction du muscle grand oblique, alors le globe de l'œil est porté en dedans et en haut.

Si au contraire l'action du petit oblique s'unit à celle du muscle droit interne, le globe de l'œil est dirigé en dedans et en bas.

Ces causes si diverses expliquent suffisamment le grand nombre des strabismes convergents.

Quant à la prédominance des strabismes droits sur les strabismes gauches, elle peut être expliquée par le développement musculaire plus fort du côté droit que du côté gauche.

Ce qui peut encore servir d'appui à cette hypothèse, c'est que les autres difformités par contraction musculaire, les pieds-bots, les pieds équins, etc., etc., sont plus nombreuses du côté droit que du côté gauche ; mais, je le répète, ceci n'est qu'une hypothèse sans preuve matérielle.

PREMIÈRE OBSERVATION .

Strabisme convergent de l'œil droit. — Cataracte lenticulaire.

Evan Grégorian de Saint-Pétersbourg, âgé de vingt-neuf ans, a louché à l'âge de huit ans, après avoir reçu un coup sur l'œil droit. Le cristallin a perdu sa transparence, et il a été privé de l'usage de cet œil.

Après avoir rendu l'œil immobile par les petits crochets, j'ai abaissé le cristallin, en passant par la cornée. Ensuite, j'ai commencé la division de la conjonctive pour arriver au muscle droit interne ; il était épais, large et adhérent dans une grande étendue à la sclérotique.

Après l'avoir détaché avec le refouloir, il fut coupé en travers, et l'œil reprit sa place naturelle. Les pupilles restèrent également ouvertes, et bien que la vue fût rendue à cet homme, il ne vit pas double.

Ces deux opérations faites dans le même moment ne furent pas suivies d'inflammation. A peine une légère rougeur vint colorer l'angle interne des paupières. Cinq jours après l'opération, cet homme sortit, et le huitième jour il fut montré guéri aux personnes qui avaient été témoins de cette opération.

DEUXIÈME OBSERVATION.

Strabisme convergent de l'œil droit.

M. Boutourlim, chambellan de sa majesté l'empereur

de Russie, louchait depuis son enfance. La vue s'était insensiblement éteinte dans cet œil.

Après avoir ouvert la conjonctive, lorsque le crochet fut placé sous le muscle droit, le malade fit un mouvement brusque de la tête, toutes les érignes furent arrachées, et la membrane muqueuse fut déchirée en petits lambeaux. Je dus placer les érignes dans d'autres parties de la muqueuse, et enfin je parvins à soulever tous ces lambeaux et à retrouver le muscle qui fut aussitôt coupé en travers. Je pris avec des pinces les bords frangés de la conjonctive qui furent coupés avec des ciseaux afin de former une plaie régulière.

L'inflammation fut vive, une vaste ecchymose se répandit sur toute la surface de l'œil, et ce fut seulement un mois après l'opération que le malade fut entièrement débarrassé de cette rougeur. La vue fut rendue à l'œil immédiatement après la division des muscles; les pupilles furent pendant quelque temps d'inégale grandeur et la vue fut double.

TROISIÈME OBSERVATION.
Strabisme convergent de l'œil droit.

Christian Kean, âgé de douze ans, de Saint-Pétersbourg, a louché depuis l'âge de deux ans, sans que l'on puisse déterminer la cause de ce strabisme. La pupille de l'œil dévié est très-dilatée; elle ne se contracte pas quand l'œil est ramené en pleine lumière, il voit double avec l'œil malade, même quand l'œil sain est fermé. On lui a présenté des objets de dimensions variables et à des distances inégales, toujours il les a vus doubles. La pupille de l'autre œil se contracte, et quand il regardait avec les deux yeux, il voyait également double.

L'opération a permis à l'œil de reprendre sa place première, et lorsqu'on a coupé le muscle, la pupille s'est contractée et aussitôt il a cessé de voir double.

L'inflammation a été légère, à peine une injection a-t-elle coloré la sclérotique. Quelques compresses froides ont suffi à l'éteindre, et après avoir coupé les petits bourgeons qui avaient grandi sur le globe de l'œil, on n'a plus eu à s'occuper de ce malade, la guérison était achevée.

QUATRIÈME OBSERVATION

Strabisme convergent de l'œil droit.

Mademoiselle Constantine Rainikoff de Saint-Pétersbourg a louché à l'âge de deux ans, après une ophthalmie scrofuleuse : l'œil est fortement attiré dans l'angle interne, la pupille est très-dilatée, et elle se contracte bien. La vue est faible et trouble, elle voit double.

L'opération rendit la rectitude à cet œil, et la vue fut aussitôt améliorée sous l'influence des compresses froides. Il n'y eut pas de suites fâcheuses, et quinze jours après, la guérison était entière. Tous les assistants purent constater combien la pupille se contractait après la division du muscle ; cet état a aussitôt fait cesser la vue double.

En peu de jours l'inflammation a cédé à l'action du froid et des purgatifs.

Le douzième jour on a coupé les bourgeons charnus qui végétaient sur la sclérotique, et en quelques jours la guérison était achevée.

CINQUIÈME OBSERVATION.

Strabisme convergent de l'œil droit.

Mademoiselle Guillemine Dethentoff, âgée de dix-huit ans, de Saint-Pétersbourg, a louché à trois mois. Les pupilles sont également dilatées et très-mobiles. Elle ne voit pas double. La vue est longue, mais l'œil dévié est plus faible que l'autre.

L'opération, très-rapidement exécutée parce qu'on n'a pas été gêné par l'hémorrhagie, a rendu à l'œil toute sa liberté, ainsi que la faculté de voir aussi nettement qu'avec l'autre. Les pupilles se sont contractées, la vue n'a pas été double.

Après avoir été nettoyé avec soin, l'œil fermé a été recouvert avec des bandelettes agglutinatives sur lesquelles on a appliqué des compresses trempées dans l'eau froide. Dix jours après je coupai quelques granulations, et il ne resta plus aucune trace de la difformité. L'inflammation fut assez grande pour exiger un traitement suivi avec attention pendant quelque temps. Le sixième jour après l'opération, soit que la plaie elle-même, soit que les liquides retenus dans les paupières par les bandelettes agglutinatives aient provoqué le développement de cette inflammation, les accidents se sont développés avec une telle rapidité que les soins les plus actifs n'ont pas suffi à l'arrêter de suite. C'est seulement après quelques jours, que tous les symptômes sont devenus moins alarmants, jusqu'à ce qu'enfin la cicatrisation ait été définitive.

SIXIÈME OBSERVATION.

Strabisme convergent de l'œil droit.

Mademoiselle Caroline de Risanoff, âgée de trente-huit ans, eut, dès sa première enfance, une ophthalmie qui produisit le strabisme convergent de l'œil droit. Il y a une taie sur la cornée, et derrière cette petite taie, on voit distinctement une cataracte centrale, grande comme une tête d'épingle. La pupille est largement dilatée, et elle ne se contracte pas quand l'œil est amené dans le centre de l'orbite et placé en pleine lumière. La vue est double. Après l'opération, la pupille s'est contractée, l'œil a été de suite ramené dans sa position normale; la vue a commencé à être claire, elle n'est plus double, et sous l'influence des compresses froides l'inflammation ne s'est pas développée.

Après le huitième jour, on a réséqué quelques bourgeons muqueux, l'œil a été lavé avec de l'eau tiède, et seize jours après l'opération, cette demoiselle était entièrement guérie.

SEPTIÈME OBSERVATION.

Strabisme convergent de l'œil droit.

Mademoiselle Robert Benoit, âgée de vingt ans, de Saint-Pétersbourg, a louché dans sa huitième année, sans qu'aucune maladie apparente ait déterminé cette déviation. Les pupilles sont contractées, et la vue est faible et incertaine quand cette malade se sert uniquement de l'œil droit. Elle n'a jamais vu double.

L'opération n'a rien offert de remarquable; les pupilles

ont conservé leur dimension normale, elles étaient facilement mises en mouvement, et la vue, qui s'est aussitôt améliorée, n'a pas été double un seul instant.

Le traitement consécutif a été, comme dans la plupart des cas, extrêmement simple, et en peu de jours, cette personne a été guérie.

HUITIÈME OBSERVATION.

Strabisme convergent de l'œil droit.

M. Frolop Nictoff, âgé de vingt-trois ans, de Saint-Pétersbourg, a louché dans son enfance après la variole.

La pupille de l'œil malade est contractée, il ne voit pas double.

L'opération a rendu à l'œil sa position naturelle, la pupille est devenue semblable à l'autre, et la vue n'a pas été double.

Les suites de cette opération, sans être dangereuses, ont réclamé cependant des soins assidus : des compresses froides furent placées sur l'œil pendant les trois premiers jours, et le malade prit tous les matins une once de sel amer. Le quatrième jour, il y eut un peu de fièvre ; la conjonctive devint très-rouge, les paupières furent gonflées, et l'œil devint douloureux. On prescrivit une application de sangsues, qui fit cesser tous ces accidents. L'eau froide fut remplacée par l'eau de plomb, et la cicatrisation ne se fit pas attendre ; en quelques jours elle fut entièrement achevée.

NEUVIÈME OBSERVATION.

Strabisme convergent de l'œil droit.

M. Olivier Dehn, âgé de vingt-un ans, officier aux grenadiers de Saint-Pétersbourg, ne se rappelle aucune cause qui a produit le strabisme dans sa quatrième année. Les pupilles sont également dilatées. Il ne voit pas double. La vue est très-courte quand il se sert seulement de l'œil droit.

Le muscle interne était très-fortement développé, et soudé dans une grande étendue à la sclérotique. Il rendit la liberté au globe dévié aussitôt après avoir été coupé. Les deux pupilles se sont contractées, la vue n'a pas été double; mais l'œil droit a gagné de suite la faculté de voir à de longues distances.

Le traitement consécutif a exigé des soins assidus pendant douze jours; des bourgeons épais ont rempli l'angle interne des paupières; ils furent coupés, et cette plaie fut lavée avec de l'eau de plomb. Quelques jours après, elle était totalement cicatrisée.

DIXIÈME OBSERVATION.

Strabisme convergent de l'œil droit.

Mademoiselle Ivaneva Morphin, âgée de vingt-six ans, de Saint-Pétersbourg, a louché à l'âge de cinq ans, après une chute qu'elle fit sur le front. Elle ne voit pas de l'œil dévié.

Cette opération n'a rien eu de particulier dans l'exécution. La vue fut rétablie dans l'œil droit lorsqu'il eut repris sa place première.

La cicatrisation fut rapide, et trois semaines après j'achevai le traitement en coupant un bourgeon qui s'était développé dans l'angle interne de l'œil.

ONZIÈME OBSERVATION.

Strabisme convergent de l'œil droit.

Pierre Metzapelle, âgé de six ans, de Saint-Pétersbourg, a commencé à loucher à l'âge de trois ans, après des convulsions. Les pupilles sont égales, et il ne voit pas double.

L'opération fut très-rapidement achevée, parce qu'il n'y eut pas d'hémorrhagie.

Lorsque le muscle droit interne fut coupé, l'œil fut ramené dans le centre des paupières, les pupilles furent également ouvertes, et la vue ne devint pas double.

Quelques compresses froides suffirent pour empêcher le développement de l'inflammation.

DOUZIÈME OBSERVATION.

Strabisme convergent de l'œil droit.

Nicolas Gibmers, âgé de vingt-quatre ans, de Saint-Pétersbourg, a louché depuis sa deuxième année; les pupilles sont inégalement ouvertes, et il ne voit pas avec l'œil qui est dévié.

L'opération fut très-rapidement exécutée, malgré une hémorrhagie abondante. Le muscle droit interne était large et épais; il fut très-facilement isolé, et l'œil vint de suite reprendre sa position première.

Les deux pupilles se contractèrent également, et aussitôt après la vue fut rendue à l'œil droit.

Le malade ne vit pas double.

L'œil fut lavé avec de l'eau froide, des compresses froides furent appliquées sur l'œil pendant six jours, et, le neuvième jour après l'opération, le traitement était entièrement achevé et le malade parfaitement guéri.

TREIZIÈME OBSERVATION.

Strabisme convergent de l'œil droit.

Juliette Metzabelle, âgée de dix ans, de Saint-Pétersbourg, a louché à l'âge de quatre ans. Elle ne voit pas avec l'œil dévié. Lorsqu'elle regarde vaguement, elle ne louche pas. Les deux yeux sont placés régulièrement; mais aussitôt qu'elle veut voir distinctement, lorsque la volonté dirige le globe de l'œil d'une manière précise vers un objet, on voit cet organe marcher lentement, sans secousses, et d'une manière toujours uniforme, jusqu'à ce qu'il soit placé dans l'angle interne des paupières : alors la cornée disparaît presque entièrement.

J'ai fait cette opération de la même manière que les autres, et, à peine le muscle droit interne fut-il coupé, que la petite malade vit parfaitement avec cet œil inutile auparavant.

Il n'y eut pas d'inflammation; la cicatrisation se fit rapidement, et, huit jours après l'opération, cette petite fille fut reconduite dans sa pension.

QUATORZIÈME OBSERVATION.

Strabisme convergent de l'œil droit.

Mademoiselle Michaelova-Alexandra, âgée de seize ans, de Saint-Pétersbourg, eut long-temps des accès convulsifs.

A l'âge de deux ans, l'œil droit fut amené dans le grand angle des paupières.

L'ouverture des paupières laissait voir une grande surface blanche; la prunelle avait disparu; lorsqu'on fermait l'œil gauche, elle faisait des efforts pour tirer l'œil vers l'angle externe, et l'on voyait alors la circonférence de la cornée sortir de l'angle interne des paupières.

Cette opération fut très-difficile à exécuter, et l'on vit bientôt l'œil, saisi par le crochet, être amené de force au milieu de l'orbite.

La dissection n'offrit rien de remarquable; le muscle fut coupé, et l'œil conserva la position nouvelle qu'on venait de lui donner.

Les suites de cette opération furent très-heureuses; quelques jours suffirent pour faire disparaître toute trace d'inflammation et pour rendre à la vue toute sa rectitude

On dut enlever deux fois, dans l'espace de trois jours, quelques bourgeons charnus développés dans l'angle interne de l'œil.

QUINZIÈME OBSERVATION.
Strabisme convergent de l'œil droit.

Marie Petrowna, âgée de seize ans et demi, devint louche à l'âge de quatre ans; l'œil droit fut attiré dans le grand angle des paupières.

On fit beaucoup de remèdes sous l'influence desquels la déviation augmenta.

La moitié de la prunelle était cachée par la paupière.

La pupille était grandement *dilatée*, et lorsque l'on fermait l'œil sain, l'autre revenait au milieu de l'orbite, et la pupille se contractait. Elle n'a jamais vu double de près, mais de loin cette faculté existait.

L'opération, heureusement terminée, a ramené l'œil dévié; la vue n'a nullement souffert, et la cicatrisation n'a pas été entravée par des *accidents* inflammatoires. En dix jours, cette petite fille a été guérie.

Elle ne vit *plus double* à quelque distance que les objets fussent placés. La *contraction* de la pupille a persisté pendant plusieurs jours.

SEIZIÈME OBSERVATION.

Strabisme convergent de l'œil droit.

Adolphe Stéphanoff, âgé de vingt-trois ans, de Saint-Pétersbourg, a louché dès son enfance; l'œil était si fortement renversé que l'on ne voyait plus la cornée; la vue était très-faible et d'une petite portée dans l'œil malade; les pupilles étaient également ouvertes, et il ne voyait pas double.

Le premier crochet fut difficilement implanté, à cause de la grande déviation de l'œil, et lorsque je voulus faire passer le crochet mousse entre la sclérotique et le muscle interne, j'éprouvai une assez grande résistance. Le muscle droit, très-large, était fortement contracté, ce qui explique la grande déviation de l'œil. L'hémorrhagie fut très-abondante, parce que j'avais coupé la muqueuse trop loin de la cornée.

La vue devint longue dans l'œil opéré, les pupilles ne subirent aucune modification, et le malade ne vit pas double.

L'inflammation qui suivit cette opération débuta avec

une grande intensité , et tous les accidents se développèrent avec une extrême rapidité. Douze heures après l'opération, l'œil devint douloureux et rouge , le gonflement des tissus de l'orbite fut si grand que le globe de l'œil fut chassé de sa cavité et qu'il tenait les paupières écartées.

On fit à plusieurs reprises des applications de sangsues ; l'état du malade fut peu amélioré ; enfin, les douleurs augmentant sans cesse , il fallut combattre cette inflammation par une saignée. En trois jours , on fit cinq saignées , et l'on appliqua plus de cent sangsues. Après le sixième jour, tous ces phénomènes , qui avaient apparu si menaçants , se dissipèrent insensiblement , et , trois semaines après , le gonflement avait considérablement diminué. Depuis cette époque, la cicatrisation s'est consolidée , l'œil a conservé la bonne position qui lui avait été donnée par l'opération, et le malade ne portait plus qu'une forte rougeur dans l'angle interne des paupières.

DIX-SEPTIÈME OBSERVATION.

Strabisme convergent de l'œil droit.

Nicolas Dubbett, âgé de sept ans, a commencé à loucher à l'âge de quatre ans sans cause appréciable ; l'œil n'était pas toujours dévié au même degré ; mais , après une excitation , et le soir, la prunelle disparaissait en totalité sous la caroncule lacrymale. Lorsque l'œil était placé dans le grand angle des paupières, la pupille était *très-dilatée* ; elle se contractait au contraire , lorsque l'œil était ramené dans le centre des paupières. Ce petit malade voyait *double* à quelque distance que les objets fussent placés.

L'opération fut faite avec rapidité , parce qu'il n'y eut

pas d'hémorrhagie ; la pupille se *contracta* aussitôt après la division du muscle , et elle conserva la dimension de l'œil opposé ; dès ce moment , la faculté de voir double *cessa*, et , en quelques jours , la petite plaie faite à la membrane muqueuse fut cicatrisée sans qu'il soit resté la plus petite rougeur.

DIX-HUITIÈME OBSERVATION.

Strabisme convergent de l'œil droit.

Nastasia Bekiroba , âgée de six ans , de Saint-Pétersbourg , a louché à l'âge de trois ans après des accès convulsifs produits par une dentition difficile.

La pupille de l'œil dévié est fortement *dilatée*, et, dans quelque position que les objets se présentent , la malade les voit toujours *doublement.* Lorsque l'œil sain est fermé , l'autre se place avec facilité au milieu des paupières , alors la pupille se contracte fortement.

Cette petite malade fut très-difficile à opérer ; la douleur produite par l'application du premier crochet la rendit tellement indocile , qu'il fallut plusieurs aides pour la tenir tranquille. Heureusement l'hémorrhagie fut faible , et l'opération put être achevée avec rapidité.

Après avoir lavé l'œil et après avoir enlevé les caillots de sang , on vit la pupille *contractée* occuper le centre de l'ouverture des paupières ; le globe de l'œil pouvait être porté dans toutes les directions avec la même facilité.

La petite malade voyait parfaitement ; la faculté de voir double *avait cessé.*

L'œil fut pansé avec des compresses froides ; il survint une légère inflammation ; la membrane muqueuse se cicatrisa sans bourgeons, et, huit jours après l'opération, elle ne conservait plus qu'une légère rougeur dans le grand angle des paupières.

DIX-NEUVIÈME OBSERVATION.

Strabisme convergent de l'œil droit.

Mademoiselle Élisabeth Helfer, de Saint-Pétersbourg, très-jolie personne de dix-huit ans, commença à loucher dans sa septième année, sans cause appréciable.

On a essayé de ramener l'œil par l'usage des lunettes. Mais on n'a rien obtenu, la pupille de l'œil sain est contractée, l'œil dévié présente une pupille immobile, mais médiocrement *dilatée*, elle ne retrouve ses mouvements que lorsqu'on ferme l'œil sain, alors l'œil dévié vient se placer en pleine lumière dans le centre des paupières, et la pupille se *dilate*, elle ne voit pas *double* et elle ne peut pas lire avec l'œil qui louche.

Immédiatement après l'opération, l'œil est revenu à sa position normale et la pupille a recouvré toute sa mobilité, la vue n'a pas été changée.

L'inflammation a été très-légère et les compresses froides ont suffi pour la combattre.

VINGTIÈME OBSERVATION.

Strabisme convergent de l'œil droit.

Fédocia Chimakawe, de Saint-Pétersbourg, âgée de dix ans, devint louche à l'âge de quatre ans sans avoir eu aucune maladie.

La moitié de l'œil était cachée dans l'angle interne, et la pupille était *très-dilatée*.

Lorsqu'on fermait l'œil gauche elle voyait moins, cependant l'œil droit revenait au milieu des paupières, la vue était *double*.

Lorsque l'opération fut finie, et lorsque le muscle droit interne fut coupé, la pupille *se contracta*, et elle cessa de *voir double*.

Des compresses froides achevèrent la guérison qui était complète douze jours après l'opération.

VINGT-UNIÈME OBSERVATION.

Strabisme convergent de l'œil droit.

Bénéd. Jérodsky, âgé de douze ans, a louché à l'âge de six ans, après une maladie : la pupille est très-*dilatée* et il voit *double*, elle est aussi très-mobile ; de sorte que l'œil gauche étant fermé, l'œil dévié reprend sa première place, et la pupille se contracte.

L'opération a été faite avec facilité, la pupille s'est *contractée* immédiatement. Après avoir nettoyé l'œil, on put voir le globe placé dans le centre de l'orbite et obéissant facilement à l'action musculaire ; il ne voyait plus *double*.

L'inflammation, très-peu développée, a cédé en peu de jours à l'influence des compresses froides et du sel amer.

C'est seulement après avoir coupé les granulations que la cicatrisation s'est accomplie.

VINGT-DEUXIÈME OBSERVATION.

Strabisme convergent de l'œil droit.

Mademoiselle Catherine Kracheninik, de Saint-Pétersbourg, âgée de vingt-deux ans, a louché dès sa deuxième année.

Après une ophthalmie, la pupille est très-*dilatée*; elle *voit double* à toutes les distances avec ce seul œil, et dans aucune position la pupille ne se contracte.

Avec l'autre œil la vue est très-bonne, et la pupille de l'œil sain est toujours contractée.

L'opération a été assez difficile à exécuter à cause de la grande indocilité de la malade.

Aussitôt que le muscle a été coupé, la pupille s'est *contractée*, l'œil est revenu à sa place et la faculté de voir double a *cessé* subitement.

Les suites de cette opération n'ont rien eu de remarquable, en quelques jours l'inflammation légère a cédé à l'action du froid, et quinze jours après la guérison était achevée.

VINGT-TROISIÈME OBSERVATION.

Strabisme convergent de l'œil droit.

Timafé Stephanoff, âgé de seize ans, a commencé à loucher dans sa troisième année sans cause connue ; insensiblement la cornée fut attirée dans l'angle interne de l'œil. Les pupilles sont également ouvertes, la vue n'est pas double, mais il voit moins avec l'œil dévié qu'avec l'œil sain.

L'opération fut faite avec rapidité, le globe de l'œil vint reprendre sa place normale, les pupilles conservèrent une dimension égale, et la vue ne fut pas double.

Le traitement fut le même que celui employé après les autres opérations. Le cinquième jour, la conjonctive devint rouge, elle se gonfla considérablement, une ecchymose très-étendue, sans douleur, sans aucun signe d'inflammation, vint arrêter les progrès de la cicatrisation. On fit faire des lotions d'eau de plomb, le malade prit quelques purgatifs, et quelques jours après cette tuméfaction et cette rougeur avaient cédé à l'action du traitement.

VINGT-QUATRIÈME OBSERVATION.

Strabisme convergent de l'œil droit.

Mademoiselle Hulmann, âgée de vingt ans, a commencé à loucher dans sa première année, sans cause appréciable. Lorsque l'œil était placé dans l'angle interne des paupières, la pupille était largement *dilatée;* mais elle se contractait lorsque le globe oculaire était ramené dans le centre des paupières, ce mouvement était facilement produit en fermant l'œil sain; la vue était également bonne, soit qu'elle regardât avec l'œil sain, soit qu'elle se servit de l'œil dévié. Cependant elle *voyait double* si les objets étaient éloignés.

L'œil reprit sa position normale après la division du muscle, et la vue ne subit aucune altération, la pupille fut *resserrée* et elle resta quelques jours dans cet état de contraction, dès ce moment elle cessa de *voir double*.

L'inflammation fut assez aiguë, pour rendre nécessaire une application de sangsues; enfin, huit jours après, on changea les compresses froides en compresses d'eau de Goulard, et quinze jours après l'opération il ne restait plus de trace de cette déviation.

VINGT-CINQUIÈME OBSERVATION.

Strabisme convergent de l'œil droit.

Marie Salomon, âgée de dix ans, a louché à deux ans, sans que l'on puisse rapporter ce dérangement à aucune cause appréciable. La pupille était un peu contractée, et la vue était très-faible, elle ne voyait pas double. Après l'opération, l'œil a repris sa véritable position, et la vue a été aussitôt améliorée.

L'inflammation qui a suivi ce redressement a été très-vive, il a été nécessaire de faire une application de sangsues.

Quatorze jours après l'opération, cette petite fille était guérie.

Pendant ce temps, on coupa plusieurs bourgeons charnus qui grandissaient rapidement sur la sclérotique.

VINGT-SIXIÈME OBSERVATION.

Strabisme convergent de l'œil droit.

Mademoiselle Simon loucha à l'âge de six ans, après une maladie de la peau.

Cette demoiselle avait l'œil droit fortement dévié, les deux pupilles étaient également contractées, et elle ne voyait pas double. La pupille de l'œil malade avait peu de mobilité.

L'opération fit voir un muscle droit, médiocrement développé, mais adhérent dans toute son étendue à la sclérotique. Il fallut le détacher de cette membrane, ce qui augmenta les difficultés de l'opération. Enfin, ce muscle étant coupé, l'œil reprit sa place normale, les pupilles se dilatèrent et la malade vit double.

L'inflammation fut assez vive pendant dix jours, il fallut la combattre avec activité et persévérance; on put cependant arrêter son développement, et trois semaines après, il restait seulement une rougeur dans l'angle interne des paupières.

VINGT-SEPTIÈME OBSERVATION.

Strabisme convergent de l'œil droit.

M. Édouard Stein, âgé de vingt-six ans, a louché à l'âge de quatre ans, après une maladie de la peau. La pupille est contractée, presque immobile. Il ne voit pas double.

Aussitôt après la division du muscle droit interne, l'œil a repris sa position première, la pupille a recouvré sa mobilité, et la vue n'a pas été changée. Des compresses froides ont été appliquées sur l'orbite. Peu de jours après l'opération, les membranes se gonflèrent, et l'on ne tarda pas à voir des bourgeons charnus croître avec rapidité. Ils furent coupés plusieurs fois. L'œil fut lavé avec de l'eau de plomb, et trois semaines après, la cure était achevée.

VINGT-HUITIÈME OBSERVATION.

Strabisme convergent de l'œil droit.

M. Bernikoff, âgé de dix-neuf ans, de Saint-Pétersbourg, souffrit beaucoup d'une maladie cutanée, qui commença à se développer à l'âge de trois ans. Au début de cette affection, l'œil droit fut attiré dans l'angle interne des paupières, et depuis cette époque, il ne quitta plus cette nouvelle position. La pupille était un peu plus dilatée que celle de l'œil sain. Ce jeune homme voyait également bien des deux yeux, mais en éloignant les objets il les voyait doubles.

L'opération fut faite sans trop de difficultés, l'hémorrhagie retarda néanmoins la division du muscle interne. Le globe de l'œil était mis en mouvement par les contractions involontaires, il fallut le fixer en approchant le crochet du tendon du muscle, pour faire la division derrière le crochet. Il

restait donc une petite portion du muscle attachée à la sclérotique, elle fut saisie avec des pinces, et les petits ciseaux empor-
tèrent tout ce qui restait du tendon. Immédiatement après
l'opération, la vue était troublée, l'œil dévié voyait con-
fusément, mais pas double. La pupille ne fut pas modifiée.
Des compresses trempées dans l'eau froide furent appliquées
sur l'œil pendant six jours; elles furent assez puissantes
pour empêcher le développement de l'inflammation. La vue
ne tarda pas à devenir nette. Les deux yeux fonctionnèrent
avec la même perfection. Après le huitième jour, la membrane muqueuse se gonfla, et elle se couvrit de bourgeons.
On dut les enlever deux fois avec des ciseaux; ils n'ont
plus reparu, et ce jeune homme ne conserve aucune trace
de son ancien strabisme. Dans quelque position et à quelque distance qu'il place les objets, il ne peut plus les voir
doubles.

VINGT-NEUVIÈME OBSERVATION.

Strabisme convergent de l'œil droit.

Julie Smiernoff, âgée de onze ans, fut malade à l'âge de
dix-huit mois; après la convalescence, il survint des convulsions; enfin, à l'âge de deux ans, l'œil droit fut entièrement dévié. La prunelle fut attirée dans l'angle interne
des paupières, mais la pupille était entièrement découverte.
Elle était plus dilatée que celle de l'œil opposé, et elle se
contractait seulement lorsque l'on fermait l'œil sain. Les
efforts que l'œil dévié faisait pour reprendre sa place première amenaient la pupille dans une lumière plus vive,
ce qui déterminait son resserrement. La vue double venait
quelquefois gêner la malade, mais, sans cause appréciable,
cette disposition cessait.

La petite Smiernoff fut opérée avec assez de facilité. Il y eut cependant une hémorrhagie qui fit suspendre la dissection pendant quelques instants. Le crochet saisit enfin le muscle droit interne, qui fut coupé près de son insertion à la sclérotique. La pupille ne changea pas. La membrane muqueuse avait été détachée dans une assez grande étendue. Je pensai qu'il était prudent d'en couper une partie, afin d'éviter la production trop abondante des granulations charnues. L'autre fragment fut porté avec des pinces dans la cavité orbitaire, et l'œil put être ainsi découvert en totalité. La vue fut troublée après l'opération. On fit couvrir l'orbite avec des compresses froides : l'inflammation fut faiblement développée. A mesure qu'elle perdit de son intensité, la vue devint plus régulière, et dix jours après l'opération, la petite Smiernoff était guérie de son strabisme.

TRENTIÈME OBSERVATION.

Strabisme convergent de l'œil droit.

M. Fr. Frioya, âgé de trente ans, avait l'œil droit presque entièrement caché dans le grand angle des paupières. A l'âge de quatre ans, quelques mouvements spasmodiques amenèrent l'œil dans cette fausse direction, mais ces accès étaient de peu de durée, et le globe oculaire reprenait sa position première. M. Friova travaillait beaucoup, sa vue s'affaiblit insensiblement ; il devint myope, et enfin à l'âge de vingt ans, le strabisme convergent se forma pour ne plus cesser. La pupille de l'œil malade était dilatée, il voyait peu avec cet œil lorsqu'on fermait l'autre, et s'il faisait usage de ses deux yeux, il voyait double.

Si l'œil dévié était fermé, la vue était nette et correcte.

L'opération fut faite avec une grande rapidité; quelques gouttes de sang s'écoulèrent, mais la marche des instruments n'en fut pas gênée. Bien que l'œil fût découvert, le malade ne vit rien pendant l'opération. Immédiatement après l'opération, la vue était améliorée. Il se sentit débarrassé d'un obstacle qui auparavant le gênait dans l'angle interne des paupières.

Les deux pupilles sont également contractées, mais quelquefois il voit encore double. Sans qu'il puisse dire dans quelles conditions les yeux ou les objets doivent être placés, l'image double est toujours du côté gauche de l'objet.

Des compresses froides furent placées sur l'orbite et toute gêne cessa.

TRENTE-UNIÈME OBSERVATION.

Strabisme convergent de l'œil droit.

Marie Grégorieff, âgée de douze ans, devint louche dans sa deuxième année. La moitié de la cornée était cachée, les pupilles étaient un peu dilatées. Elle ne voyait pas double. Quand on fermait l'œil gauche, l'œil droit revenait dans le milieu de l'orbite.

Après l'opération, le globe oculaire put être mis en mouvement de tous les côtés, la pupille resta dilatée pendant quelques jours. La malade ne vit pas double. Huit jours après l'opération, la guérison était entière.

TRENTE-DEUXIÈME OBSERVATION.

Strabisme convergent de l'œil droit.

Mademoiselle Cléopatre Zakosky , âgée de dix-sept ans, a louché des deux yeux à l'âge de trois ans. L'œil droit était plus dévié que le gauche. On a essayé par des lunettes de diverses qualités de ramener ces yeux dans leur position normale , et l'on a réussi à changer la direction de l'œil gauche. Mais l'amélioration de cet œil a aggravé la situation de l'autre , et le strabisme devint très-fort. La pupille est grandement dilatée. La vue était très-bonne et quelquefois double.

Par la division du muscle interne , l'œil reprit le centre de l'ouverture palpébrale; la pupille se contracta, et, pendant les quinze premiers jours qui suivirent l'opération, la vue fut très-mauvaise mais pas double.

L'inflammation se développa avec assez de force, de sorte que l'on dut faire une application de sangsues. Trois semaines après la vue était excellente et il n'existait plus de trace de strabisme ni d'opération.

TRENTE-TROISIÈME OBSERVATION.

Strabisme convergent de l'œil droit.

Morpha Traphinova, âgée de sept ans, avait eu des convulsions à l'âge de deux ans.

Depuis ce moment l'œil droit fut attiré dans l'angle interne de l'œil, et c'est pour ce strabisme convergent qu'elle vint me consulter. La pupille était aux deux tiers cachée dans l'angle interne des paupières, elle était plus large que la pupille de l'œil sain ; si ce dernier était fermé, l'œil dévié cherchait à se placer plus convenablement pour voir , mais il ne réussissait que très-incomplètement et la pupille se contractait. Les deux yeux étant ouverts , la petite fille *voyait double*.

L'opération ne put être aussi facilement exécutée que de coutume ; on rencontre toujours des difficultés plus grandes chez les enfants.

La première sensation produite par l'application du premier crochet est généralement pénible à supporter, les petits enfants ferment les paupières avec force, il est alors assez difficile de les écarter pour disséquer le globe oculaire.

L'œil ne fut pas libre aussitôt que les autres , quelques brides de la conjonctive le retenaient encore : la dissection du globe de l'œil fut continuée plus profondément avec les ciseaux , et bientôt la pupille put prendre le centre de l'ouverture des paupières.

La cavité orbitaire fut recouverte avec des compresses froides, et la malade fut mise à la diète.

La division du muscle interne produisit une *contraction* brusque de la pupille.

Après s'être laissée fortement resserrée, la pupille s'élargit insensiblement, mais elle resta pendant quelques jours un peu plus petite que celle de l'autre œil.

Quatorze jours après l'opération, la petite malade était parfaitement guérie et la vue était très-bonne.

TRENTE-QUATRIÈME OBSERVATION.

Strabisme convergent de l'œil droit.

M. Victor Pirard, âgé de vingt ans, commença à loucher à l'âge de trois ans ; cet accident fut la suite de convulsions et d'une dentition difficile.

L'œil était à moitié caché dans l'angle interne des paupières, la pupille n'était pas plus ouverte que celle de l'œil opposé.

Jamais il n'avait vu les *objets doubles*.

L'opération ne fut pas faite avec facilité, les paupières se contractèrent avec énergie, et le crochet hésita quelque temps avant de saisir l'œil; l'hémorrhagie vint encore compliquer cette manœuvre, et ce n'est qu'avec une grande patience que le muscle fut disséqué et coupé. L'œil vint aussitôt reprendre sa place première, et la vue ne fut pas modifiée.

L'inflammation dura douze jours pendant lesquels on fit des applications de compresses froides; après ce temps la guérison ne se fit plus attendre, et le quinzième jour ce jeune homme put sortir.

Il restait seulement une légère injection rouge dans l'angle interne des paupières.

TRENTE-CINQUIÈME OBSERVATION.

Strabisme convergent de l'œil droit.

Frédérik Jacobleff, âgé de trente-deux ans, a commencé à loucher à l'âge de trois ans. Cette déviation de l'œil droit, dans l'angle interne des paupières, a été la suite de convulsions.

La pupille de l'œil dévié est extrêmement *contractée*, et elle est aux deux tiers recouverte par le point lacrymal.

Ce jeune homme a été opéré très-rapidement, le muscle interne a été très-vite mis à découvert et coupé; l'œil est aussitôt venu prendre place dans le milieu de la fente palpébrale, et lorsque les caillots furent enlevés, on put constater la différence qui existait entre les pupilles.

Celle de l'œil malade resta constamment plus *contractée* que celle de l'œil sain. C'est seulement après six jours, lorsque l'inflammation fut diminuée, que l'ouverture des deux pupilles devint égale.

Immédiatement après l'opération, la vue a été correcte.

Le traitement anti-phlogistique, et les compresses trempées dans l'eau froide, ont été continués pendant dix jours; la muqueuse a été un peu boursouflée, sous l'influence du traitement elle n'a pas tardé à s'affaisser, et le douzième jour, si ce n'est une légère rougeur de l'angle interne de l'œil, il ne restait aucune trace de l'opération.

TRENTE-SIXIÈME OBSERVATION.

Strabisme convergent de l'œil droit.

Marie Holz, âgée de dix-huit ans, fut atteinte d'une maladie cutanée à l'âge de quatre ans; lorsqu'elle commença sa convalescence, les parents s'aperçurent que cette petite louchait, l'œil droit était en effet attiré dans l'angle nasal des paupières.

Elle voyait aussi nettement avec l'un ou l'autre œil, et jamais elle ne *vit double*.

Cette enfant assez indocile supporta difficilement l'opération, elle fit de grands mouvements, et l'hémorrhagie très-abondante vint encore augmenter les difficultés.

Le muscle fut pris par le crochet et il fut coupé en arrière de son tendon; la pupille ne se contracta pas.

Le globe oculaire se trouvant libre fut abandonné aux contractions des divers muscles de l'orbite.

Les paupières furent dégagées des crochets qui les retenaient captives; on enleva les caillots et l'on examina l'œil opéré. La vue était parfaitement exercée par l'œil sain, mais l'œil opéré voyait vaguement les objets, comme si la nouvelle place de la rétine, frappée par les rayons lumineux, était étonnée de cette nouvelle impression.

Un traitement anti-phlogistique lutta avec l'inflammation, elle ne tarda pas à s'éteindre; quinze jours après l'opération, la vue était régulièrement exercée par les deux yeux, et la malade ne conservait plus qu'une petite rougeur dans l'angle interne des paupières.

Récidive du strabisme convergent.

Les antagonistes du strabisme ont dit que cette opération était dangereuse et inutile. Jusqu'à ce jour, aucun accident n'est arrivé. Pour justifier le reproche d'inutilité, ils ont prétendu que le strabisme opéré pouvait reparaître; ils ont raison. Deux fois ce retour du mal a eu lieu.

Mais est-ce donc un reproche sérieux et de quelque valeur, puisque l'on peut aussitôt corriger le défaut? On verra dans les deux observations suivantes, combien il a été facile de replacer dans une position régulière des yeux qui avaient de nouveau louché après avoir été opérés.

La cause de ce retour du mal est dans le procédé opératoire ; lorsqu'on fit les premières opérations, on crut qu'il était suffisant de couper le muscle en travers, pour ramener l'œil ; mais quelque temps après, les deux bouts du muscle se rejoignaient, se soudaient, et, l'action spasmodique reparaissant, l'œil était de nouveau ramené dans l'angle interne des paupières.

L'opération fut faite une seconde fois avec le même succès, mais non avec la même facilité. La membrane muqueuse s'était épaissie par la cicatrisation, ce qui la rendait rebelle à l'action du bistouri. Le muscle, qui avait été détaché de la sclérotique, s'y était cramponné avec plus de force par les effets de la cicatrisation ; pour le détacher entièrement, et pour faire passer entre lui et la sclérotique les ciseaux qui devaient le couper, il fallut vaincre une assez grande résistance. Avec un peu de soin, on triompha de tous les obstacles, et l'opération fut très-heureusement achevée.

On voit donc que ce reproche d'inutilité adressé à cette opération n'a aucune valeur.

A Paris, on a beaucoup parlé des mauvais résultats de cette ténotomie, et l'on n'a pas hésité à mettre en doute le grand nombre de succès publiés par Dieffenbach. Cette manière d'agir n'était pas loyale, c'était attaquer le caractère d'un homme dont la probité égale le talent.

La cause des rechutes ou des insuccès observés à Paris est dans le procédé opératoire que les chirurgiens ont employé : le stylet que l'on passe entre le muscle et l'œil, les pinces à dents de souris pour saisir le muscle, le crochet pointu pour soulever la conjonctive et le muscle en même temps, ne peuvent que très-rarement détacher toute la masse musculaire ; il reste très-souvent quelques fibres

4.

isolées du muscle contracté, et ces fibres, quelque minces qu'elles soient, suffisent à retenir l'œil dans sa position vicieuse.

TRENTE-SEPTIÈME OBSERVATION.
Strabisme convergent de l'œil droit.

Mademoiselle Fédocia Chimakawe, de Zarski-Sélo, âgée de dix-sept ans, louchait depuis son enfance après avoir eu la variole; les pupilles sont inégalement *dilatées* et elle voit *double*. Sur l'œil dévié, il y a une petite taie derrière laquelle on voit une petite cataracte centrale; elle ne voit plus à trois pieds de distance avec l'œil dévié.

L'opération fut rapidement exécutée, et l'œil fut aussitôt ramené dans le centre des paupières. La pupille s'est *contractée*, la vue est devenue longue, et la faculté de voir double *a cessé*; j'ai en même temps fait l'opération de la cataracte, les paupières furent de suite fermées avec des compresses, et l'eau froide fut appliquée sur l'orbite.

Il n'y eut pas d'inflammation; le malade ne se plaignit d'aucune douleur; le sixième jour on leva l'appareil, et l'on fut bien désagréablement surpris en retrouvant la cornée dans l'angle interne des paupières; la conjonctive était un peu épaissie et était devenue très-dure, il fallut opérer de nouveau. Cette fois, le muscle fut disséqué sur toute sa longueur, il fut entièrement détaché de la sclérotique et de la conjonctive, et en même temps j'en *réséquai* la moitié; l'œil vint se placer de nouveau au milieu de l'ouverture palpébrale. Le traitement a été le même que celui de la première opération, aucuns phénomènes inflammatoires n'ont troublé la marche de la cicatrisation, et, quinze jours après, le strabisme était parfaitement guéri.

TRENTE-HUITIÈME OBSERVATION.

Strabisme convergent de l'œil droit.

Madame Anne-Amélie Richter, âgée de trente-neuf ans, a louché à six mois ; les pupilles sont également *contractées*, elle ne voit *pas double ;* avec l'œil dévié elle ne voit pas au-delà de deux pas ; la cornée est au trois-quarts cachée dans l'angle interne.

L'opération a été plus difficile à exécuter que de coutume, une hémorrhagie assez abondante cachait les parties qu'il fallait disséquer. Enfin, le muscle fut accroché et coupé, et l'œil vint reprendre sa position première ; la vue a été aussitôt améliorée ; l'œil dévié voyait à de longues distances ; les pupilles sont restées *contractées*, et la vue n'a pas *été double.*

L'œil fut aussitôt fermé avec des bandelettes agglutinatives, et des compresses froides recouvrirent l'orbite ; le malade fut mis à une diète sévère. Il n'y eut aucun accident inflammatoire. Huit jours après, lorsque l'on enleva les bandelettes agglutinatives, on ne fut pas peu étonné de voir l'œil opéré placé dans l'angle interne et louchant comme avant le débridement du muscle.

Le muscle droit interne avait repris ses anciens points d'attache, et il exerçait son action avec la même violence. J'avais voulu, dans la première opération, éviter de faire une grande plaie à la conjonctive, j'avais seulement ouvert l'enveloppe de membrane muqueuse pour couper le muscle. Ce dernier, n'ayant pas été disséqué dans toute son étendue, était resté attaché à la conjonctive qui lui servait de soutien, de sorte qu'il put de nouveau se souder à la sclérotique et renverser en dedans le globe de l'œil. L'opération fut faite pour la deuxième fois ; le muscle opposa une assez grande résistance à l'action des instruments, il était attaché sur toute sa longueur à la sclérotique, de sorte que cette opération fut difficile à achever. Enfin, il fut coupé au loin dans l'orbite, et cette fois, l'œil a repris sa position première que depuis il n'a plus abandonnée.

CHAPITRE TROISIÈME.

STRABISME CONVERGENT DE L'OEIL GAUCHE.

Le strabisme convergent de l'œil gauche est moins fréquent que celui de l'œil droit. Dans un nombre de cent observations, on trouve vingt-quatre convergents gauches.

A quoi faut-il donc attribuer cette prédominence du strabisme droit sur le gauche? Comme nous l'avons dit, nous devons avouer que nous manquons d'une base solide pour asseoir une théorie. C'est un fait qu'il faut se contenter de noter ; et en le rapprochant des autres déviations produites par la contraction musculaire, peut-être pourra-t-on quelque jour formuler une loi de formation. Dans un nombre de soixante torticolis par contraction du muscle sterno-mastoïdien, on trouve quarante-quatre fois le muscle du côté droit contracté, quinze fois le muscle du côté gauche, et une seule fois les deux muscles. Lorsqu'on étudie les pieds-bots, on trouve également une proportion plus grande au côté droit : dans le nombre de soixante déformations du pied par contraction musculaire (comprenant les diverses variétés, pieds-équins, pieds-bots, valgus, etc., etc.), on compte trente-sept pieds-bots du côté droit, dix-sept du côté gauche, et vingt des deux côtés.

Le strabisme du côté gauche est plus difficile à opérer que celui du côté droit.

Le chirurgien doit tenir de la main gauche le crochet pour diriger l'œil en dehors, il résulte de cette nécessité une position forcée qui devient embarrassante lorsqu'on fait les recherches pour trouver le muscle contracté. Les observations de Melchior de Copenhague semblent devoir établir les chances égales entre l'œil droit et l'œil gauche. Il croit que les deux yeux sont également exposés à cette déviation. Il n'établit pas cependant des chiffres. Soixante et un sujets ayant les yeux de travers ont servi à faire ces observations : il a compté dans ce nombre quarante-sept strabismes convergents, cinq strabismes convergents des deux yeux, six strabismes divergents d'un œil, trois strabismes divergents des deux yeux (1).

TRENTE-NEUVIÈME OBSERVATION.

Strabisme convergent de l'œil gauche.

Mademoiselle Julie Nayel, de Saint-Pétersbourg, a louché à neuf mois après des convulsions.

Les pupilles sont inégales, c'est-à-dire que la pupille de l'œil gauche est plus dilatée que celle de l'œil droit. La vue est double. Cette opération n'a rien offert de particulier. Lorsque j'eus coupé le muscle droit interne, la pupille se contracta et la vue cessa d'être double.

Il n'y eut presque pas d'inflammation ; la cicatrisation fut rapide, et il n'y eut pas de bourgeons à couper.

______

(1) De strabismo, Melchior, Hanniæ, 1839.

QUARANTIÈME OBSERVATION
Strabisme convergent de l'œil gauche.

Mademoiselle Dorothée Bendorff, âgée de vingt-trois ans, de la colonie allemande à Saint-Pétersbourg, a louché de l'œil gauche dans sa première année.

La pupille de l'œil dévié n'est pas plus large que celle de l'œil sain ; la vue n'a jamais été double. L'opération n'a pas été difficile à exécuter, parce que l'œil était proéminent, et il n'y a pas eu d'hémorrhagie.

Lorsque le muscle contracté eut été coupé, l'œil vint reprendre sa position première, la pupille n'a pas changé de forme, et la vue n'a pas été double.

L'inflammation a débuté avec quelque violence, des compresses d'eau glacée sur les orbites et sur la tête ont cependant calmé ces graves symptômes. Et après dix jours je n'ai plus eu d'inquiétude sur le résultat définitif de cette opération. Un mois après la guérison était achevée.

QUARANTE-UNIÈME OBSERVATION.
Strabisme convergent de l'œil gauche.

Olga Pavelen, âgée de six ans, de Zarski-Sélo, a louché depuis sa première année de l'œil gauche sans cause appréciable ; la pupille est dilatée, mais on ne peut savoir si cette petite fille voit double.

L'opération a été difficile à exécuter à cause d'une hémorrhagie abondante. Après quelques recherches le muscle fut saisi par le crochet, et aussitôt qu'il fut coupé l'œil vint reprendre sa place première et la pupille s'est contractée.

Il n'y a pas eu d'inflammation, et la cicatrisation s'est faite sans bourgeons.

QUARANTE-DEUXIÈME OBSERVATION.

Strabisme convergent de l'œil gauche.

Mademoiselle Amélie Hœring, âgée de dix ans, de Zar-ski-Sélo, a commencé à loucher de l'œil gauche dans sa quatrième année. La pupille n'est pas plus dilatée que celle de l'autre œil, et la vue n'est pas double.

Aussitôt après la section du muscle droit, la pupille s'est contractée ; la vue n'est pas devenue double ; l'hémorrhagie a été très-faible.

L'inflammation a acquis un très-léger développement, et, huit jours après l'opération, la cicatrisation était achevée.

QUARANTE-TROISIÈME OBSERVATION.

Strabisme convergent de l'œil gauche.

Monsieur Ivanoff Germiloff, âgé de soixante ans, de Saint-Pétersbourg, a louché depuis son enfance. Il ne peut rapporter à aucune cause cette difformité. Les pupilles sont *également ouvertes*, il ne voit *pas double*. L'œil dévié ne voit pas les objets, il distingue seulement le jour de la nuit.

Lorsque le muscle fut coupé, l'œil ne put pas prendre la position naturelle ; il était encore retenu dans l'angle interne des paupières par la conjonctive. Cette dernière fut disséquée dans une grande étendue, et alors rien ne mit obstacle au redressement du globe oculaire.

Les pupilles se sont *contractées*, la vue a été aussitôt améliorée, mais elle n'a pas été *double* un seul instant.

Le traitement anti-phlogistique a été suivi avec beaucoup de soins; pendant huit jours des compresses froides ont été appliquées sur l'orbite; le malade a pris tous les matins une once de sel amer, et le dixième jour il ne restait pas la plus légère trace d'opération ou de strabisme. La paupière supérieure, qui était difforme, et qui tombait, avait retrouvé ses mouvements, sa forme, et l'écartement des paupières était devenu semblable à celui de l'autre œil.

QUARANTE-QUATRIÈME OBSERVATION.

Strabisme convergent de l'œil gauche.

Mademoiselle Olga Sonholz, âgée de vingt-cinq ans, de Saint-Pétersbourg, eut une ophthalmie à l'âge de deux ans; il est resté sur la cornée une taie épaisse, et une cataracte centrale cristalline. La pupille est très-*dilatée* et mobile, mais cet œil ne voit pas.

La marche de l'opération n'a rien offert de particulier. Immédiatement après la division du muscle la pupille s'est *contractée* et la malade a vu d'une manière incertaine les objets qui l'environnaient.

L'œil fut couvert avec des compresses froides. L'inflammation fut légère, mais huit jours après l'opération on dut couper des bourgeons qui grandissaient dans l'angle interne des paupières. Cette opération n'a eu aucune suite fâcheuse. En peu de jours cette plaie fut cicatrisée.

QUARANTE-CINQUIÈME OBSERVATION.

Strabisme convergent de l'œil gauche.

M. Adolphe Balbian, âgé de vingt-sept ans, d'Aix-la-Chapelle : après une maladie éruptive, l'œil gauche changea brusquement de position et sa partie antérieure disparut dans le grand angle de l'œil. Cet accident arriva à l'âge de quatre ans. Ce jeune homme ne voyait rien avec cet œil dévié ; la pupille était très-*dilatée*, une partie de sa circonférence était encore libre et dégagée.

Il fut opéré avec le plus grand succès ; l'hémorrhagie fut peu abondante, de sorte que l'on put hâter les manœuvres.

Immédiatement après l'opération, la vue n'éprouva aucune amélioration. On couvrit l'œil avec des compresses froides et la guérison ne se fit pas attendre. Cependant l'inflammation acquit quelque intensité ; un traitement antiphlogistique, suivi avec soin, fit bientôt cesser tous les accidents, et dix jours après l'opération il ne restait plus qu'une injection rouge dans le grand angle de l'œil.

A cette époque la vue était recouvrée et la pupille avait conservé cet état de *contraction* qui était produit par l'opération.

QUARANTE-SIXIÈME OBSERVATION.

Strabisme convergent de l'œil gauche.

M. Théo. Hollyday, âgé de vingt-neuf ans, de Saint-Pétersbourg, a louché subitement dans sa quatrième année ; la prunelle est attirée dans l'angle interne mais elle n'est pas cachée par les paupières. La pupille est très-*dilatée*, et il voit peu avec cet œil. Avant l'opération il a *vu double*.

La division du muscle a rendu à l'œil toute sa liberté, mais aussitôt qu'il eut repris sa place première, la vue était *double*. Quatre jours après l'inflammation fut assez vive pour rendre nécessaire une application de sangsues, mais quinze jours après l'opération M. Hollyday était entièrement guéri ; il voyait encore quelquefois double. Les pupilles étaient inégalement ouvertes.

QUARANTE-SEPTIÈME OBSERVATION.

Strabisme convergent de l'œil gauche.

Mademoiselle Emma Kreel, âgée de douze ans, de Zarski-Sélo, louchait de l'œil gauche. A l'âge de quatre ans elle eut des accès convulsifs qui influèrent beaucoup sur ce strabisme.

Lorsque l'œil sain est fermé, elle voit très-vaguement les objets qui l'environnent ; si on les éloigne de quelques pas, elle ne les voit plus. Les deux yeux étant ouverts, elle voit *double* lorsque les objets sont rapprochés ; la vue est rectifiée si au contraire on les éloigne. Les pupilles sont inégalement ouvertes.

Cette petite fille fut opérée avec quelques difficultés ; lorsque l'œil fut pris par le premier crochet, elle fit des mouvements qu'il fallut suivre avec l'érigne afin de ne pas arracher la muqueuse. Mais les rapports furent détruits , de sorte que le muscle ne fut pas aussitôt découvert. Après quelques recherches , il fut accroché et coupé près de son attache au globe de l'œil. Ce dernier fut brusquement porté en dehors et les crochets furent retirés.

Après avoir lavé l'œil et les paupières, après avoir enlevé le sang caillé qui cachait la pupille , on put voir clairement le résultat de l'opération ; l'œil était dans sa position normale et il obéissait à toutes les contractions musculaires ; on pouvait, en lui faisant suivre la direction du doigt, le conduire avec la même facilité *en dedans* et en dehors.

L'orbite fut couvert avec des compresses froides, et la petite malade fut mise à la diète.

Il y eut un petit gonflement des paupières, l'angle interne resta rouge pendant une douzaine de jours, mais après le troisième jour la douleur avait cessé, et l'on pouvait déjà considérer la malade comme étant guérie.

La vue a été rétablie immédiatement après l'opération. La pupille s'était contractée par la division du muscle.

QUARANTE-HUITIÈME OBSERVATION.

Strabisme convergent de l'œil gauche.

Mademoiselle Anna Jac., de Saint-Pétersbourg, âgée de vingt-cinq ans, a louché à trois ans, après une maladie nerveuse. On a fait usage de diverses lunettes, et toujours sans résultat. Les pupilles sont peu *dilatées* ; la vue n'est pas double. L'œil dévié sortait un peu de l'angle interne, lorsque l'on fermait l'œil droit. Lorsque le muscle fut coupé, les pupilles *se contractèrent*, et l'œil vint se placer au milieu de la fente des paupières.

Malgré les compresses froides, une inflammation violente envahit l'œil; on dut faire deux grandes saignées et plusieurs applications de sangsues. Dix jours après, tous ces symptômes ont disparu. Le résultat de cette inflammation a été la production de bourgeons qu'il fallut couper; enfin trois semaines après l'opération, il ne restait plus qu'une légère rougeur dans le grand angle de l'œil, et la vue était très-bonne.

QUARANTE-NEUVIÈME OBSERVATION.

Strabisme convergent de l'œil gauche.

Mademoiselle Marie Sabiensky, âgée de trente et un ans, de Saint-Pétersbourg, était défigurée par un strabisme convergent de l'œil gauche. C'est à l'âge de quatre ans, après une maladie qui dura quelque temps, que l'œil perdit sa position normale, et qu'il vint se placer dans l'angle interne des paupières.

Lorsque l'on fermait l'œil dévié, mademoiselle Sabiensky voyait les objets assez nettement dessinés ; cependant à quelque distance, les contours devenaient vagues et confus.

Si l'œil sain était fermé, l'œil malade faisait quelques efforts pour reprendre sa première place, mais c'est avec peine que la pupille *dilatée* était dégagée de l'angle des paupières. Cet œil ne voyait rien. Enfin, si les deux yeux restaient ouverts, cette demoiselle voyait les objets *doubles*.

L'opération fut faite de la manière décrite plus haut. Aussitôt que le muscle fut coupé, l'œil vint se placer au milieu de l'ouverture palpébrale ; la pupille se contracta, et aussitôt après ce mouvement, la vue fut rétablie. L'œil qui avait été atteint de strabisme fonctionna comme l'autre, et les objets ne furent plus vus *doubles*. On couvrit de compresses froides l'œil opéré ; l'inflammation fut assez modérée, et six jours après, mademoiselle Sabiensky put sortir. Quelques végétations molles se développèrent sur la muqueuse qui avait été coupée. On les enleva avec de petits ciseaux courbes, et douze jours après l'opération, la guérison était achevée.

CINQUANTIÈME OBSERVATION.

Strabisme convergent de l'œil gauche.

Mademoiselle de Fauvent, âgée de dix-neuf ans, a louché à l'âge de trois ans après des accidents nerveux, suite d'une dentition difficile. Les pupilles sont également *ouvertes*, la vue est longue, elle n'a *jamais vu double*.

Cette jeune personne a rendu l'opération très-difficile par les mouvements qu'elle a faits; il a fallu employer la force pour la tenir tranquille. L'hémorrhagie a été très-grande.

L'œil est revenu dans le centre de l'orbite après la division du muscle, les pupilles sont *restées égales*, et la vue *n'a pas été modifiée*.

Quelques jours après l'opération, il s'est formé des bourgeons en assez grande abondance, soit que le traitement n'ait pas été exécuté comme il avait été prescrit, soit que la plaie du globe de l'œil fût plus grande qu'elle ne l'est ordinairement, à cause de la grande dissection qu'il fallut faire. L'inflammation acquit quelque intensité, et il fallut emporter ces végétations. Cette petite opération fut très-difficile à faire, parce que la malade se roula sur la chaise, comme si elle eût été dans un accès convulsif. L'hémorrhagie qui suivit cette résection fut très-abondante, et apporta un grand soulagement à l'état inflammatoire de l'œil. Seize jours après, les bourgeons ont cessé de croître, et il ne restait plus qu'une légère injection dans l'angle interne des paupières.

CINQUANTE-UNIÈME OBSERVATION.

Strabisme convergent de l'œil gauche.

M. Paulosoff, âgé de treize ans, a louché ayant à peine trois mois. Son père louche de l'œil droit. Il voit peu avec l'œil dévié, jamais *il n'a vu double;* les pupilles sont *également contractées.*

L'œil a repris sa position droite après la division du muscle, et la vue a été aussitôt améliorée; *il n'a pas vu double;* les pupilles sont restées égales comme elles étaient avant l'opération.

Pendant quelques jours, l'inflammation a été assez vive; lorsqu'elle a cédé à l'action du traitement, les bourgeons charnus ont commencé à croître, et il a été nécessaire de les emporter avec des ciseaux. En quelques jours, la cicatrisation de cette nouvelle plaie a été consolidée, et le malade a pu se promener sans bandeau sur l'œil.

CINQUANTE-DEUXIÈME OBSERVATION.

Strabisme convergent de l'œil gauche.

Louise Hermann, âgée de quatre ans, de Saint-Pétersbourg, a commencé à loucher dans sa deuxième année. Les pupilles sont quelquefois inégalement *dilatées;* alors elle *voit double.*

L'opération, très-heureusement achevée, a rendu à l'œil toute sa liberté; les pupilles se sont *contractées* au même degré, et la vue a cessé *d'être double.*

Des emplâtres agglutinatifs ont été placés sur les paupières afin de les tenir fermées, et des compresses froides ont recouvert l'orbite pour prévenir le développement de l'inflammation.

En quelques jours, cette petite a été entièrement guérie ; lorsque les bandelettes ont été enlevées, il n'existait plus de rougeur, et il n'y avait pas eu de production végétative.

CINQUANTE-TROISIÈME OBSERVATION.
Strabisme convergent de l'œil gauche.

M. Pavel Avielsky, âgé de vingt-trois ans, a louché à l'âge de huit ans. L'œil est très-dévié, et la pupille mobile est très-*dilatée ; il voit double*. Cependant cet œil est faible, il ne peut lire sans le secours de l'œil droit.

L'opération a été rapidement exécutée, parce que l'hémorrhagie fut faible ; lorsque le muscle fut coupé, l'œil, en reprenant sa position normale, *contracta* la pupille, et la vue double *n'existait plus* après l'opération.

L'inflammation qui survint débuta avec violence ; la muqueuse et les paupières devinrent tout-à-coup volumineuses et rouges ; il eut aussi un peu de douleur de tête : une application de dix sangsues fit cesser tous ces accidents ; et lorsqu'après quelques jours on écarta les paupières, on vit que l'inflammation était éteinte et qu'il restait seulement encore quelques bourgeons que l'on coupa avec des ciseaux. La cicatrisation fut rapide, et la guérison était entièrement achevée dix-sept jours après l'opération.

CINQUANTE-QUATRIÈME OBSERVATION.
Strabisme convergent de l'œil gauche.

Vasili Larivonoff, âgé de trente ans, de Saint-Pétersbourg, a louché dans sa troisième année sans cause apparente. La pupille déviée est un peu *plus ouverte* que l'autre ; il a *vu double* quelquefois. L'œil est très-faible et presbite.

L'opération, rapidement faite, a replacé le globe oculaire dans le centre des paupières ; les pupilles sont *devenues égales*, et la vue a *été correcte*.

L'inflammation qui suivit cette opération réclama des soins assidus, et rendit nécessaire l'application de plusieurs sangsues.

L'état aigu ayant cessé, des bourgeons poussèrent sur la sclérotique, et un boursouflement de la muqueuse dut être emporté avec des ciseaux.

De l'eau de plomb et de l'eau de camomille rétablirent en quelques jours les membranes dans leur état naturel, et en peu de temps toute trace d'opération avait disparu.

CINQUANTE-CINQUIÈME OBSERVATION.

Strabisme convergent de l'œil gauche.

Michel Ivanovith, âgé de six ans, a eu la rougeole à l'âge de deux ans. Après cette maladie, il a louché. La cornée était à moitié cachée et la pupille était *très-dilatée*. Lorsque l'on fermait l'œil droit, l'œil gauche revenait au milieu des paupières, et la pupille se contractait lentement. Il *voit double*.

L'opération fut achevée avec peine, parce qu'une hémorrhagie abondante vint gêner la manœuvre ; mais enfin l'œil reprit sa position normale par la division du muscle. La pupille fut *contractée*, et la vue fut *corrigée*.

L'orbite fut continuellement recouvert de compresses froides ; on prescrivit la diète et quelques laxatifs, et,

5.

dix jours après l'opération, il restait seulement une légère injection dans le grand angle des paupières.

CINQUANTE-SIXIÈME OBSERVATION.

Strabisme convergent de l'œil gauche.

Jean Christ, âgé de treize ans, de Kazan, eut une ophthalmie à l'âge de six ans ; il se forma quelques ulcérations sur la cornée, et, lorsque cette maladie fut guérie, le globe de l'œil fut attiré dans l'angle interne des paupières. La pupille de l'œil malade est *très-dilatée ;* les objets sont quelquefois *vus doubles*.

Lorsque l'on ferme l'œil sain, l'œil dévié change de position ; mais la pupille ne se contracte pas, même si on place l'œil en pleine lumière.

L'hémorrhagie ne vint pas heureusement compliquer l'opération ; le muscle était divisé à son attache ; de sorte qu'après en avoir coupé une partie, l'œil ne changea pas de position. Quelques recherches faites avec le crochet firent découvrir les quelques fibres formant la seconde attache de ce muscle ; aussitôt après leur section, le globe vint se placer dans le centre des paupières.

La pupille fut subitement *resserrée* après la division du muscle ; elle se dilata de nouveau ; la vue fut moins nette après l'opération, et la faculté de voir double persista quelque temps.

Des compresses froides furent appliquées sur l'œil opéré ; sept jours après, des bourgeons charnus se développèrent rapidement ; on dut les couper après les avoir fixés avec des pinces à érignes : l'hémorrhagie fut grande. Le seizième jour après l'opération, il ne restait plus qu'une très-légère coloration rouge sur le lieu où l'opération avait été faite.

CINQUANTE-SEPTIÈME OBSERVATION.

Strabisme convergent de l'œil gauche.

Georges Jurigans, âgé de vingt-trois ans, loucha dès sa première année après une ophthalmie. Il ne voyait pas avec l'œil dévié dont la pupille était normale.

L'opération ramena l'œil dans sa position; elle rendit toute la mobilité à la pupille, et la vue fut rétablie dans cet œil qui ne fonctionnait plus depuis huit ans.

En dix jours le traitement a été achevé.

CINQUANTE-HUITIÈME OBSERVATION.

Strabisme convergent de l'œil gauche.

M. Bazile Stéphanoff, âgé de vingt ans, de Saint-Pétersbourg, louche à l'âge d'un an et demi sans qu'une maladie ait déterminé ce changement de direction du globe de l'œil.

Les pupilles *sont contractées;* il voit avec l'œil malade, mais pas assez bien pour pouvoir lire. Il ne voit pas *double,* à quelque distance que les objets soient placés. Si l'on ferme l'œil sain, la pupille de l'œil malade se dilate; alors il voit mieux, principalement les objets un peu éloignés.

Aussitôt après la division du muscle, l'œil est venu prendre place dans le centre des paupières, les pupilles se sont *dilatées,* et la vue a été rétablie.

L'œil a été recouvert de compresses froides. L'inflammation fut très-vive, il fallut faire l'application d'un grand nombre de sangsues ; la tête fut douloureuse pendant quelques jours, la fièvre ne céda qu'à des évacuations sanguines et à une diète absolue. Les paupières restèrent fermées pendant plusieurs jours, et elles avaient l'aspect d'une forte contusion. On put enfin remplacer l'eau froide par l'eau de plomb, le gonflement diminua, et, lorsque l'on put écarter les paupières, on vit une agglomération de bourgeons charnus, que l'on coupa avec des ciseaux. Depuis ce moment, il ne survint plus d'accidents, et un mois après la cicatrisation était entière.

CINQUANTE-NEUVIÈME OBSERVATION.

Strabisme convergent de l'œil gauche.

M. Nicolas Orloff, âgé de vingt-neuf ans, a commencé à loucher dans sa quatrième année. Les pupilles sont *également ouvertes* et également mobiles ; *il ne voit pas double.*

L'opération a rendu à l'œil toute sa rectitude ; les pupilles sont restées *également dilatées*, et la vue n'a *pas été double.*

L'inflammation a été assez forte pour rendre nécessaire une application de sangsues. En passant à l'état chronique, elle a fait croître des bourgeons qui furent coupés dix jours après l'opération. L'œil fut ensuite lavé avec de l'eau tiède, la suppuration fut peu abondante, et la cicatrisation définitive ne se fit pas attendre.

SOIXANTIÈME OBSERVATION.

Strabisme convergent de l'œil gauche.

Marie-Michel Chikaski, âgé de neuf ans, a louché à l'âge de deux ans, sans cause connue. Les pupilles sont *un peu contractées;* il *ne voit pas double,* mais l'œil dévié est plus faible que l'autre.

L'opération, en rendant la rectitude à l'œil, a aussi amélioré la vue. Les pupilles se sont *également ouvertes,* et le petit malade *n'a pas vu double.*

L'inflammation fut très-faible, quelques compresses d'eau froide suffirent à arrêter son développement, et huit jours après l'opération il restait seulement encore une légère coloration rouge.

SOIXANTE-UNIÈME OBSERVATION.
Strabisme convergent de l'œil gauche.

Antoine Zéloé, âgé de trente-trois ans, a louché à l'âge de quatre ans, après une fièvre. Les pupilles sont *également ouvertes;* il ne *voit pas double.* L'œil gauche est plus faible que l'œil droit, et à quelque distance il ne peut rien voir avec cet œil dévié.

Rapidement exécutée, l'opération n'a rien offert de particulier. L'œil a repris sa position normale, les pupilles sont restées *égales,* la vue *n'a pas été double,* mais l'œil gauche a pu voir à une plus longue distance.

Les végétations muqueuses ont commencé à paraître vers le huitième jour, lorsque l'inflammation avait perdu une grande partie de son intensité. A mesure qu'elles se sont développées, l'œil a été lavé avec de l'eau de plomb, et, lorsque le gonflement de la muqueuse fut dissous, on coupa les bourgeons avec de petits ciseaux. L'hémorrhagie fut grande, et le dégorgement qu'elle opéra fit disparaître en peu de jours l'injection qui existait sur le globe de l'œil. La cicatrisation de cette nouvelle plaie fut rapidement achevée, et la guérison ne tarda pas à être entière.

SOIXANTE-DEUXIÈME OBSERVATION.

Strabisme convergent des deux yeux.

M. Savati Vasiliewi, de Saint-Pétersbourg, âgé de dix-sept ans, reçut dans son enfance une blessure qui altéra les parties internes de l'œil. La cicatrisation laissa des traces qui provoquèrent plus tard la déviation du globe oculaire. La pupille était allongée, et, par cette ouverture, on voyait le cristallin opaque. C'est après la formation de cette cataracte que le globe oculaire fut attiré dans l'angle interne des paupières. Lorsque l'on fermait l'œil sain, l'autre restait dans sa position vicieuse.

Les deux opérations furent faites dans la même séance. Après avoir fixé l'œil comme on le fait ordinairement pour l'opération du strabisme, j'enfonçai une aiguille à cataracte dans la sclérotique, et j'attaquai le cristallin par sa face postérieure ; il fut broyé avec l'aiguille, et les morceaux furent entraînés dans le corps vitré.

Aussitôt après avoir retiré l'aiguille, je fis l'opération du strabisme, qui n'offrit aucune particularité.

Le globe de l'œil vint reprendre sa position normale, et la vue fut rendue à l'œil, qui venait d'être débarrassé dans le même moment d'un obstacle qui lui donnait une fausse position, et d'un voile qui arrêtait les rayons lumineux.

CHAPITRE QUATRIÈME.

STRABISME CONVERGENT DES DEUX YEUX.

Il est assez rare de voir les yeux également déviés. Lorsque le strabisme est parallèle, lorsque les deux yeux sont amenés dans les angles internes des paupières, on remarque toujours une différence dans le degré de la déviation. Dans la majorité des cas, les pupilles sont dilatées ; quelquefois les ouvertures pupillaires sont normales, rarement elles sont contractées ; mais, quelle que soit l'étendue de leur ouverture, elles sont presque toujours égales avant l'opération. La vue double est très-rare chez les individus qui louchent des deux yeux.

Dans un nombre de dix-sept observations, un seul sujet a vu double avant l'opération. Lorsque les deux yeux sont opérés, ils sont impressionnés à des degrés différents. On voit les pupilles s'ouvrir inégalement, et les individus qui ne voyaient pas double avant l'opération acquièrent souvent cette disposition, qui, du reste, cesse après les quinze ou vingt premiers jours qui la suivent, et rarement ce défaut a été de plus longue durée.

Les personnes qui louchent des deux yeux, si la déviation est forte, ne se servent guère que d'un seul œil pour voir

correctement les objets placés à une distance un peu éloi-
gnée. Au contraire, pour voir avec netteté les objets plus
rapprochés, ils se servent des deux yeux, qui s'adaptent
avec facilité sur l'objet, et la vue, dans ce cas, n'est pas
double. D'autres regardent en bas, et sont dans la nécessité
de placer les objets sous le nez, afin de permettre aux yeux
une *accommodation* facile.

Quel que soit le degré du strabisme, quelle que soit l'iné-
galité de la pupille, la vue n'est double qu'à une certaine
distance; au-delà de ce point, un des deux yeux ne perçoit
plus, ou du moins perçoit très-vaguement.

L'hésitation est quelquefois très-grande devant un sujet
qui louche, lorsque les yeux sont seulement déviés par le
muscle droit interne; quel que soit le degré de déviation,
il est souvent presque impossible de déterminer si le sujet
louche des deux yeux ou d'un seul œil. C'est seulement
après la première opération, lorsqu'on a délouché un œil,
que l'on s'aperçoit que l'autre n'est pas placé régulièrement.
Dans ce cas, il ne faut pas remettre à un autre moment la
seconde opération; il faut, de suite après la première, entreprendre l'autre œil. L'inflammation n'est pas plus redou-
table après deux opérations qu'après une seule, et, si l'on
tarde, il est rare que les malades consentent à se soumettre
de nouveau au scalpel de l'opérateur. On n'obtient ainsi
que des résultats incomplets.

SOIXANTE-TROISIÈME OBSERVATION.

Strabisme convergent des deux yeux.

Mademoiselle Augustine Imsem, âgée de vingt ans, a
louché des deux yeux à l'âge de trois ans. L'œil droit est

fortement dévié, la pupille est très-dilatée, et la vue est abolie dans cet œil. L'œil gauche est dirigé en haut et en dedans, les mouvements des yeux sont très-rapides et presque spasmodiques.

J'ai commencé l'opération par l'œil droit ; la dissection du muscle a été facile, et l'œil a été aussitôt ramené dans la position normale. Après quelques instances, cette jeune demoiselle se soumit avec courage au scalpel, et je fis de suite la seconde opération. Elle fut plus difficile à exécuter que la première, l'œil ne fut pas rendu libre après la section du muscle droit externe, il fallut encore détacher la membrane muqueuse qui était adhérente à la paupière supérieure : et c'est seulement alors que l'œil fut débarrassé de tous ses liens. A peine les deux yeux eurent-ils pris leur position normale, que la vue devint double.

La malade fut couchée dans une chambre obscure, les yeux furent couverts avec des compresses d'eau glacée, et elle prit dans la soirée un bain de pied sinapisé.

Le lendemain, le même traitement fut continué. Je prescrivis en outre un purgatif. Pendant quatre jours, le traitement fut le même. Le cinquième jour, l'eau froide fut remplacée par l'eau de plomb, et insensiblement la rougeur des deux yeux diminua. La faculté de voir double exista pendant douze jours ; elle diminua insensiblement pour cesser entièrement. Quinze jours après cette opération, il ne restait plus aucune trace de strabisme.

SOIXANTE-QUATRIÈME OBSERVATION.

Strabisme convergent des deux yeux.

Mademoiselle Sophie Gibouri, âgée de dix-neuf ans, de Zarski-Selo, a commencé à loucher des deux yeux à l'âge de trois ans. Cette difformité s'est développée après des accès convulsifs. L'œil droit était presque entièrement voilé par les paupières, les pupilles étaient égales, et jamais cette jeune personne n'avait vu double avant l'opération.

J'ai fait la section des deux muscles droits dans la même séance. Celui du côté droit était large et attaché à la sclérotique dans une grande étendue.

Aussitôt après l'opération, les pupilles s'ouvrirent inégalement, et l'opérée vit double.

Quelques compresses froides placées sur les orbites pendant six jours suffirent à arrêter le développement de l'inflammation, et quinze jours après il ne restait plus qu'un peu de rougeur dans le grand angle de l'œil, et une légère ecchymose dans la paupière supérieure.

Six semaines après cette opération, le muscle externe de l'œil droit se contracta, et le globe de l'œil fut dirigé en dehors. J'ai fait la section du muscle externe, le globe de l'œil a repris la position normale, et le strabisme n'a plus reparu.

SOIXANTE-CINQUIÈME OBSERVATION.

Strabisme convergent des deux yeux.

Madame la baronne de Schwalheim, âgée de dix-huit ans, de Saint-Pétersbourg, quelques jours après sa naissance, eut une ophthalmie qui détermina la perforation de la cornée.

Il en résulta une cataracte centrale, et ensuite un strabisme convergent des deux yeux.

L'œil droit, atteint de cataracte, était fortement renversé, les pupilles étaient très-contractées, et jamais cette jeune personne n'a vu double.

Les deux yeux furent opérés dans la même séance ; l'œil droit fut redressé avec facilité, mais l'œil gauche présenta quelques difficultés. Après que le muscle droit eut été coupé, l'œil ne reprit pas sa position normale. Je plaçai de nouveau les crochets, et, après quelques recherches, je découvris sous la muqueuse un petit faisceau de fibres musculaires qui retenaient encore l'œil dans le grand angle des paupières ; après l'avoir coupé, l'organe dévié vint reprendre sa place naturelle.

Les pupilles conservèrent la même dimension, et la vue ne devint pas double.

Huit jours de soins et de diète suffirent pour guérir entièrement les plaies faites dans les membranes muqueuses.

SOIXANTE-SIXIÈME OBSERVATION.

Strabisme convergent des deux yeux.

Mademoiselle Jenny Lebret, de Saint-Pétersbourg, âgée de dix-sept ans, a louché insensiblement des deux yeux, après une ophthalmie. Les cornées sont presque entièrement cachées dans les grands angles des paupières. Les pupilles sont contractées, et l'œil droit ne voit pas.

Cette jeune personne, très-jolie, se soumit à l'opération avec une volonté remarquable. J'ai commencé par couper le muscle interne de l'œil gauche. Les difficultés de cette manœuvre furent difficiles à vaincre, à cause de l'hémorrhagie abondante que fournit la plaie de la conjonctive. J'entrepris ensuite l'œil droit, qui fut ramené facilement dans une position régulière.

Lorsque les deux yeux furent opérés, on vit que l'œil gauche était encore légèrement attiré en dedans. Je plaçai de nouveau les crochets, et je fis quelques recherches, afin de connaître la cause de cette déviation. Après avoir bien lavé et épongé la plaie, je vis une fibre musculaire collée sur le globe de l'œil, qui seule suffisait encore à produire cette déviation ; elle fut aussitôt coupée, et l'œil vint reprendre sa position naturelle.

Le traitement consécutif fut fort simple, et en quinze jours les plaies étaient cicatrisées ; il restait seulement une rougeur dans les angles des paupières, qui diminua insensiblement.

SOIXANTE-SEPTIÈME OBSERVATION.

Strabisme convergent des deux yeux.

Alfred Desso, âgé de douze ans, de Saint-Pétersbourg, a louché des deux yeux depuis sa deuxième année, après une dentition difficile. Les pupilles sont égales, il ne voit pas double. La vue est très-courte et très-vague lorsqu'il se sert seulement de l'œil droit.

L'opération a été faite d'abord à l'œil gauche, et ensuite à l'œil droit. Il n'y eut presque pas d'hémorrhagie, les pupilles ne s'ouvrirent pas inégalement, et la vue ne devint pas double.

Des compresses froides furent appliquées sur les yeux, et la diète la plus sévère fut prescrite.

Trois semaines après l'opération, j'ai coupé un bourgeon dans l'œil droit, et la cicatrisation a été achevée.

SOIXANTE-HUITIÈME OBSERVATION.

Strabisme convergent des deux yeux.

Charles Troyeau, âgé de cinq ans, de Saint-Pétersbourg, dans sa première année a louché insensiblement des deux yeux, après des accès convulsifs. Les pupilles sont également ouvertes ; il ne voit pas double. L'œil gauche, qui est le plus dévié, ne distingue aucun objet à une distance de deux pieds.

J'ai opéré l'œil gauche, espérant pouvoir corriger la difformité de l'œil droit dans la même séance. Cet enfant, très-irritable, supporta difficilement cette opération, et pour ne pas s'exposer à des accidents nerveux, j'ajournai la seconde. En huit jours, la guérison de la plaie était entièrement achevée ; de sorte que je crus pouvoir sans inconvénient entreprendre l'œil droit. La manœuvre fut aussi difficile à exécuter cette fois que la première, et la guérison fut aussi rapide. Quelques compresses d'eau froide, quelques bains de pieds suffirent à arrêter le développement de l'inflammation.

SOIXANTE-NEUVIÈME OBSERVATION.

Strabisme convergent des deux yeux.

Anne Gabriel, âgée de dix-sept ans, de Catherinehoff, louchait depuis son enfance, après une ophthalmie. L'œil gauche est presque entièrement caché dans le grand angle de l'œil. Les pupilles sont inégales, et la vue est double, lorsque cette jeune fille veut voir les objets placés à cinq pieds de distance ; plus éloignés, les objets ne sont plus sentis par l'œil gauche.

J'ai fait les deux opérations dans la même séance ; les yeux furent ramenés dans leur position normale ; les pupilles devinrent d'une égale ouverture, et la vue double cessa.

Le soir elle eut des vomissements, et la tête devint dou-

loureuse; quelques compresses froides et des bains de pieds
firent cesser ces symptômes, et six jours après l'opération,
cette jeune fille était entièrement guérie.

SOIXANTE-DIXIÈME OBSERVATION.

Strabisme convergent des deux yeux. — Division du tendon du
muscle grand oblique de l'œil gauche.

Mademoiselle Antonia Spring, âgée de vingt-cinq ans,
artiste du théâtre Michel de Saint-Pétersbourg, louchait
des deux yeux depuis l'âge de quatre ans. Ce fut après des
accidents convulsifs que les yeux prirent une direction vicieuse. Les pupilles étaient également ouvertes, et elle voyait
à peine avec l'œil gauche qui était le plus dévié. L'aspect de
cette jeune femme est très-singulier. Lorsqu'elle veut regarder de l'un ou de l'autre côté, au lieu de passer dans le
centre des paupières, les globes tracent une courbe à convexité supérieure, et ils disparaissent presque entièrement
sous la paupière supérieure.

J'ai commencé l'opération par l'œil droit; il fut ramené
facilement dans sa position normale. Je ne trouvai pas la
même facilité en opérant l'œil gauche; le muscle était large,
aplati, et soudé fortement à la sclérotique, de sorte que
la dissection fut difficile à exécuter. Lorsque l'œil fut débarrassé de cet obstacle, il ne revint pas à sa place, il était
encore retenu en haut. J'étendis la dissection jusque sous
la paupière supérieure, et après avoir disséqué le tendon
du grand oblique, je le coupai en travers. Rien ne s'opposa
plus au redressement de cet œil, dont la pupille se dilata;
le malade vit double.

Le traitement consécutif se composa de compresses
froides; huit jours après, la cicatrisation était achevée.

SOIXANTE-ONZIÈME OBSERVATION.

Strabisme convergent des deux yeux.

Mademoiselle Marie Ladieguenefï, âgée de quatorze ans, a louché des deux yeux à l'âge de quatre ans, après une dentition difficile. Les pupilles sont égales, la vue n'est pas double, mais il y a myopie.

J'ai fait cette opération en commençant par l'œil gauche, et aussitôt après j'ai opéré l'œil droit. Les pupilles se sont fortement contractées d'une manière égale, et la vue n'a pas été double.

L'inflammation a été très-faible; en dix jours le traitement était entièrement achevé; à cette époque la vue était déjà plus longue.

SOIXANTE-DOUZIÈME OBSERVATION.

Strabisme convergent des deux yeux.

Monsieur le baron Schigelsky, âgé de vingt-cinq ans, de Saint-Pétersbourg, a louché des deux yeux à l'âge de cinq ans; la vue est très-faible, elle n'a jamais été double avant l'opération; les pupilles sont de la même grandeur.

Les deux yeux furent opérés dans la même séance; la pupille de l'œil gauche se dilata davantage que celle de l'œil droit, et la vue fut double pendant quatorze jours.

La cicatrisation se fit rapidement, et la guérison était entière trois semaines après l'opération.

SOIXANTE-TREIZIÈME OBSERVATION.

Strabisme convergent des deux yeux.

Mademoiselle Talienne Layreinscheff, âgée de dix-neuf ans, de Kaminostroff, a louché des deux yeux à l'âge de

six ans. Les pupilles étaient dilatées, et de grandeur inégale ; cette jeune personne voyait double.

J'ai commencé par l'œil gauche. Cette opération a été
difficile à exécuter, parce que l'hémorrhagie a voilé les
tissus qu'il fallait diviser.

L'œil droit n'a rien offert de particulier. Les deux yeux
reprirent leur position, la vue fut très-correcte ; les pupilles
conservèrent une dimension égale, et la vue ne devint pas
double.

Des compresses froides furent appliquées sur les yeux
pendant sept jours, et l'inflammation ne se développa que
faiblement ; quinze jours après, je coupai deux bourgeons,
et la guérison fut achevée.

SOIXANTE-QUATORZIÈME OBSERVATION.

Strabisme convergent des deux yeux.

Ch. Boulanger, âgé de huit ans, de Saint-Pétersbourg,
a eu la rougeole pendant sa première année. Après cette
maladie, les yeux changèrent de position, et cet enfant devint louche des deux yeux. Les pupilles étaient également
dilatées. Cet enfant *ne voyait pas double*.

Ce strabisme parallèle présenta une modification dans la
direction des yeux. Lorsque les objets étaient rapprochés,
un des deux yeux louchait plus fortement, et l'autre, au
contraire, était ramené plus en dehors pour corriger cette
déviation trop prononcée. Ce phénomène pouvait indistinc-
tement être produit par l'un ou l'autre œil, selon que l'on
changeait l'objet de place. C'est le seul exemple de ce
genre que nous ayons vu.

J'ai opéré cet enfant des deux yeux dans la même séance.

L'hémorrhagie fut assez abondante, néanmoins l'opération fut promptement achevée. Quelques minutes après que les muscles furent coupés, les pupilles se *contractèrent* également, les globes oculaires occupaient le centre des paupières, et la vue était parfaite.

Des compresses froides furent appliquées sur les deux yeux.

SOIXANTE-QUINZIÈME OBSERVATION.

Strabisme convergent des deux yeux.

Mademoiselle Dorothée Bodet, de Pawélowsky, âgée de dix-neuf ans, a louché dès son enfance, sans cause appréciable. Les yeux se sont insensiblement dirigés vers les angles internes des paupières, et lorsqu'elle vint pour se faire opérer, les deux cornées étaient à moitié cachées par la caroncule lacrymale. Les pupilles étaient également ouvertes ; la vue avait une portée médiocre ; mais *elle n'était pas double.*

L'opération fut commencée par l'œil gauche, et l'œil fut aussitôt rendu libre. Après avoir passé le crochet mousse entre la sclérotique et le muscle droit contracté, on vit une partie de ce dernier former un petit gonflement d'une apparence molle, comme si la totalité du muscle ne prenait pas une part égale à la déviation de l'œil. Ce qui fut en effet vérifié en coupant en travers les fibres musculaires. Les deux tiers du muscle étaient séparés, sans que l'œil eût encore fait le plus petit mouvement. Enfin la pointe des ciseaux fut poussée au-dessous du faisceau encore intact, et l'on sentit alors une assez grande résistance produite par la grande contraction de cette bride musculaire. Elle fut coupée en travers, et rien ne mit plus obstacle au redressement complet de l'œil. Les pupilles se contractèrent *inéga-lement*, et la malade dit qu'elle *voyait double*.

Les yeux furent lavés avec de l'eau froide; des compresses froides furent placées sur les orbites, et l'on fit prendre pendant quelques jours une petite quantité de sel amer.

L'inflammation fut assez violente pour rendre nécessaire des évacuations sanguines. Enfin, après dix jours, tous les accidents avaient cessé : c'est alors que commença la croissance de quelques bourgeons charnus, produits de la cicatrisation par suppuration. Ils furent coupés avec des ciseaux, et les petites plaies furent bientôt fermées. La rougeur diminua insensiblement; trois semaines après, la guérison était entière.

SOIXANTE-SEIZIÈME OBSERVATION.

Strabisme convergent des deux yeux.

Nicolas Charlowsky, âgé de quatre ans, de Saint-Pétersbourg, a louché depuis sa troisième année sans qu'une maladie ait produit cette difformité. Les deux cornées étaient presque entièrement cachées par l'angle des paupières, et elles sortaient un peu de leur cavité lorsque les yeux faisaient un effort pour voir à la distance de deux pieds. Les pupilles dilatées avaient la même dimension. *Il n'a jamais vu double.*

J'ai commencé par opérer l'œil gauche. L'hémorrhagie a été, pendant quelques instants, un obstacle. Le muscle ayant été coupé, l'œil est aussitôt revenu dans sa place première. Après que la muqueuse de l'œil droit eut été disséquée, je fis passer le crochet mousse sous le lambeau de la conjonctive, et je saisis un faisceau épais et solide qui fut coupé avec des ciseaux. L'œil ne changea pas de place ; je dus faire de nouvelles recherches, et enfin j'accrochai le faisceau musculaire qui retenait encore le globe oculaire. Rien ne mit plus obstacle à son redressement, il vint se placer dans le centre des paupières, et la difformité était corrigée. Les pupilles se contractèrent avec force et égalité ; *la vue ne fut pas double.*

On commença le traitement consécutif par l'application de compresses trempées dans l'eau froide, et quelques jours après une application de sangsues devint nécessaire, ainsi qu'une petite quantité de sel amer. Des bourgeons charnus poussèrent dans les angles internes des paupières, et après qu'ils eurent été coupés, la cicatrisation définitive ne se fit pas attendre.

SOIXANTE-DIX-SEPTIÈME OBSERVATION.

Strabisme convergent des deux yeux.

Le fils du général Tolstoy, âgé de onze ans, était louche depuis l'âge de trois ans. Les pupilles, fortement et également *dilatées*, n'exerçaient aucune influence sur la vue. Cet enfant ne voyait *pas double*, et il se servait avec la même facilité de l'un ou de l'autre œil.

Les deux yeux furent opérés dans la même séance ; lorsque les crochets eurent été placés pour retenir les paupières, et lorsque le bistouri eut commencé la dissection de la muqueuse, cet enfant devint si indocile qu'il fut presque impossible de continuer.

La vue n'a pas été troublée, et, huit jours après, les plaies étaient parfaitement cicatrisées. Les pupilles restérent légèrement *contractées* pendant quelques jours ; leur ouverture était égale, et la vue ne *devint pas double*.

SOIXANTE-DIX-HUITIÈME OBSERVATION.

Strabisme convergent des deux yeux.

Madame Masik, âgée de trente-cinq ans, a louché des deux yeux dès son enfance ; l'œil gauche est surtout très-dévié ; à quelque distance, elle ne voit rien avec cet œil ; mais elle peut apercevoir les objets éloignés seulement de quatre à cinq pas. Les pupilles sont également ouvertes, et la vue n'est *pas double*.

L'opération, commencée sur l'œil droit, n'a été enrayée par aucun obstacle ; mais, lorsque le muscle interne de l'œil gauche fut coupé, le globe de l'œil resta dans sa position anormale.

Après quelques recherches, je vis que la conjonctive de la paupière supérieure était fortement tendue, et que, seule, elle suffisait à retenir encore l'œil dans sa direction vicieuse Cette membrane muqueuse fut détachée de toute la longueur de la paupière supérieure, et l'œil, n'étant plus retenu par aucun de ses liens, put prendre la position droite et exécuter librement tous les mouvements. L'ouverture des pupilles ne fut pas modifiée, et la *vue ne devint pas double ;* mais l'œil gauche, qui, avant l'opération, avait une portée si faible, put aussitôt, après son redressement, voir au loin, en accommodant son axe à celui de l'œil opposé.

Le traitement par l'eau froide, les bandelettes et les purgatifs furent continués pendant huit à dix jours, et, quinze jours après, il ne restait plus aucune trace de strabisme.

SOIXANTE-DIX-NEUVIÈME OBSERVATION.

Strabisme convergent des deux yeux.

Mademoiselle Marie Detenhoff, âgée de dix ans, produisait au premier abord une impression peu favorable, elle louchait très-fortement des deux yeux, ce qui donnait un aspect fort étrange à sa jolie figure. Cet accident était la suite d'une dentition difficile à l'âge de deux ans. Ses yeux, déviés à peu près au même degré, étaient si fortement attirés dans l'angle interne des paupières, que l'on voyait à peine la moitié des pupilles considérablement et également *dilatées*. Elle ne voyait pas double.

L'opération fut faite aux deux yeux dans la même séance, les muqueuses furent disséquées avec le plus grand soin afin de bien isoler les muscles droits. On vit celui du côté gauche attaché plus profondément que celui de l'œil droit, ce qui exigea une dissection plus longue. La conjonctive dut aussi être détachée dans une assez grande étendue, parce qu'elle retenait l'œil dans sa position vicieuse. Lorsque les globes furent ramenés dans le centre des orbites, ils virent *doublement*. Cependant l'œil droit, celui qui avait le moins louché, voyait plus distinctement que l'œil gauche. Ce phénomène a duré quelques jours pendant le temps que la pupille de cet œil a été plus *contractée*.

Soumise à un régime sévère et à un traitement anti-phlogistique, cette demoiselle ne tarda pas à recouvrer entièrement le libre usage des yeux, et dix jours après il restait seulement une légère rougeur dans les grands angles des paupières.

CHAPITRE CINQUIÈME.

CONTRACTION DU MUSCLE GRAND OBLIQUE.

Après avoir opéré des strabismes convergents, on s'aperçut que quelques yeux avaient conservé une légère déviation en haut et en dedans ; on voyait aussi quelquefois ces yeux être mis en mouvement d'une manière brusque et très-rapide ; il semblait que le strabisme existait encore lorsque le malade voulait voir les objets éloignés seulement de trois à quatre pieds.

Ces yeux étaient retenus captifs par le grand oblique.

Une remarque générale, constante, toujours la même, c'est que les yeux déviés par le grand oblique étaient myopes, et qu'aussitôt après l'opération la vue devenait longue.

Les yeux qui étaient tourmentés de mouvements spasmodiques ont recouvré le calme après la section du tendon du trochléaris.

Si la déviation produite par ce muscle est forte, le globe de l'œil est légèrement attiré en bas par le petit oblique après l'opération. Ce mouvement n'est jamais produit lorsque la déviation est faible. Cette légère déviation en bas, suite de l'opération, ne doit pas inquiéter le malade ; l'œil ne tarde pas à être ramené dans une direction convenable par la cicatrisation des deux bouts du tendon, et des lambeaux de la conjonctive.

La section du tendon du trochléaris est une opération difficile à exécuter, elle demande une grande attention de la part du chirurgien ; la dissection de la muqueuse doit être faite avec un soin extrême, afin de bien isoler le tendon qu'il est facile de confondre avec les tissus qui l'enveloppent, et, si on le coupe sans le savoir, on continue des recherches qui infailliblement produisent une très-vive inflammation dans tous les tissus de l'orbite.

Il ne faut jamais vouloir le couper avant de l'avoir bien saisi et fixé avec le crochet mousse.

Quatre observations de déviation de l'œil par la contraction du trochléaris serviront à bien faire connaître les nuances qui caractérisent cette variété du strabisme.

Les yeux déviés par ce muscle présentent toujours une convexité plus grande que celle produite par les autres muscles.

La vue est aussi toujours plus courte dans ces cas.

Cette modification de la vue est le résultat du déplacement de la lentille ; déplacement, comme on le voit, tout à-fait sous la dépendance de la contraction des muscles obliques, et non pas produite par le *processus ciliaris*, comme le croit Jacobson.

Le traitement consécutif de cette opération ne réclame pas d'autres soins que ceux exigés par toute opération chirurgicale, il faut être bien attentif à l'apparition et au développement des symptômes inflammatoires. L'inflammation débute quelquefois avec violence, même lorsque les trois ou quatre premiers jours ont été calmes, et lorsqu'ils ont fait espérer les résultats les plus heureux. On conçoit qu'une dissection aussi étendue puisse devenir le foyer d'une vive inflammation, mais il suffit d'être attentif, de l'attendre, et alors, en luttant avec elle à mesure qu'elle veut s'étendre, on parvient bientôt à s'en rendre maître, à l'étouffer et à sauver l'œil des ravages qu'elle allait produire.

QUATRE-VINGTIÈME OBSERVATION.

Strabisme convergent et supérieur de l'œil droit. — Section du tendon du grand oblique.

M. Drogozinsky, de Saint-Pétersbourg, âgé de vingt-trois ans, louchait depuis sa troisième année, après avoir eu la petite-vérole. Il ne peut pas diriger en dehors cet œil dévié, la pupille est plus *dilatée* que celle de l'autre œil, très-souvent il *voit double*; il y a une taie sur la cornée. Il est myope quand il se sert seulement de cet œil, l'autre est presbite.

Le muscle droit interne, qui était très-large et très-contracté, fut coupé en travers, mais ce débridement ne suffit pas à ramener l'œil dans sa direction normale, il était encore retenu en haut par le tendon du grand oblique : la dissection fut continuée sur la partie supérieure du globe de l'œil; après avoir mis à nu le tendon du trochléaris, et après s'être bien convaincu qu'il était le seul obstacle au redressement de l'œil, on le coupa avec des ciseaux, la pupille se *contracta*, et la vue cessa d'être double. Immédiatement après l'opération, on ferma l'œil gauche, et le malade vit très-distinctement les objets éloignés, la myopie avait cessé.

Un traitement anti-phlogistique fut commencé de suite

avec vigueur, des sangsues furent posées à la tempe, des purgatifs furent prescrits, et les compresses d'eau froide furent continuées pendant sept jours. Il y eut peu de bourgeons charnus, en trois semaines la cicatrisation était achevée.

QUATRE-VINGT-UNIÈME OBSERVATION.

Strabisme de l'œil gauche, par la contraction du muscle droit interne et du grand oblique.

Capitaline Varabiosky, âgée de dix ans, élève du conservatoire de Saint-Pétersbourg, a louché à l'âge de deux ans et demi, après des accès convulsifs. L'œil gauche est si fortement dévié en dedans que la cornée est presque entièrement recouverte par la paupière supérieure. Le grand oblique agissait fortement dans cette déviation, il tirait en haut le globe de l'œil retenu en dedans par le muscle droit. Les pupilles sont d'une égale dimension, la vue n'est pas double, mais elle est très-courte lorsque l'œil gauche est seul mis en action.

J'ai commencé l'opération par la section du muscle droit interne, le globe de l'œil fit un mouvement en dehors, mais il ne fut pas ramené dans sa position naturelle ; je dus de nouveau placer les crochets afin d'atteindre le tendon du grand oblique. Cette partie de l'opération fut plus difficile à exécuter que l'autre, parce que la dissection de la conjonctive étant faite dans une grande étendue, l'hémorrhagie fut abondante et elle fut un obstacle à l'achèvement rapide de l'opération. Après avoir épongé avec soin, on put voir dans la plaie le tendon du grand oblique qui fut aussitôt coupé. Rien ne retenant plus le globe de l'œil, la difformité cessa, et cette petite fille eut de très-beaux yeux.

Des compresses froides furent placées sur l'orbite et une diète absolue fut prescrite. Le soir elle prit un bain de pieds sinapisé.

QUATRE-VINGT-DEUXIÈME OBSERVATION.

Strabisme convergent supérieur des deux yeux. — Section des muscles droit interne et du grand oblique de l'œil gauche.

Afdolieff Afdoulina, âgée de vingt-cinq ans, devint louche dans sa troisième année ; insensiblement les yeux furent amenés dans l'angle interne des paupières. L'œil gauche était plus dévié que le droit, et il était dirigé en haut, dans l'espace triangulaire compris entre les muscles droit interne et supérieur; les pupilles étaient également dilatées, et *la vue n'était pas double*. Elle ne voyait pas à la même distance avec les deux yeux.

L'opération fut commencée par l'œil droit, la section du muscle droit interne suffit pour rendre à l'œil la liberté de ses mouvements, mais l'œil gauche resta dévié; après que ce muscle eut été coupé, il était encore retenu *en haut* par le tendon du grand oblique ; je disséquai la muqueuse attachée à la paupière supérieure, et, après avoir isolé le tendon du trochléaris, il fut coupé avec des ciseaux. Aussitôt l'œil fut libre et il tomba dans le milieu de l'ouverture des paupières. Après cette double opération, on fit faire des mouvements divers au globe de l'œil, et il se dirigea dans toutes les directions avec la même facilité, excepté en haut et en dedans, c'est-à-dire dans la position qu'il occupait lorsqu'il était retenu par le grand oblique.

Les pupilles acquirent la même ouverture, la vue devint plus longue qu'elle n'était avant l'opération. Cette malade *n'a pas vu double*.

Le traitement consécutif consista en une application de sangsues, des compresses froides et quelques légers laxatifs. On dut couper une fois des bourgeons charnus, et la guérison ne tarda pas à être complète.

QUATRE-VINGT-TROISÈME OBSERVATION.

Strabisme convergent des deux yeux. — Section du tendon du grand oblique de l'œil gauche.

Froloff Metrofanoff, âgé de vingt-huit ans, louchait des deux yeux depuis l'âge de cinq ans. Les pupilles *sont également dilatées et il ne voit pas double*. La vue a une longue portée ; cependant il voit vaguement les objets quand il se sert seulement de l'œil gauche.

Cet œil gauche était dévié en dedans et en haut, c'està-dire que la cornée occupait l'espace situé entre le muscle droit interne et le muscle droit supérieur.

Lorsque le muscle droit interne fut coupé, le globe oculaire resta dévié en haut. Après avoir détaché la muqueuse de la paupière supérieure, le tendon du grand oblique fut accroché et il fut coupé avec les ciseaux. L'œil fut aussitôt libre d'exécuter les mouvements en dehors, mais il fut légèrement dirigé en bas par l'action du petit oblique.

L'œil droit fut débridé aussitôt après la première opération, et il prit la position droite lorsque le muscle interne fut coupé. Les pupilles ne subirent aucune modification et la vue n'éprouva aucun changement, et *elle ne devint pas double*.

Le traitement consécutif a été très-simple, l'inflammation a été faible, et des compresses d'eau froide et une
petite quantité de sel amer ont suffi pour l'éteindre en
dix-sept jours. Ce jeune homme a été totalement guéri;
dès ce moment la vue, qui était faible et courte quand il
se servait seulement de l'œil gauche, devint aussi nette et
acquit la même portée que celle de l'autre œil.

CHAPITRE SIXIÈME.

STRABISME SUPÉRIEUR.

La déviation du globe de l'œil en haut n'a pas cet aspect désagréable des autres déviations oculaires ; les individus qui en sont affectés paraissent toujours regarder le ciel, ils ont une apparence méditative, et, lorsque l'œil est fortement porté en haut, ils semblent être dans un moment extatique.

La vue n'est pas autrement modifiée que dans les autres variétés du strabisme, et les suites sont les mêmes ; l'opération est plus difficile à exécuter, parce que la paupière supérieure tombe sans cesse, et recouvre le muscle droit supérieur. On est aussi exposé à couper le tendon du muscle grand oblique, surtout si on a commencé à détacher la muqueuse en dehors ; en faisant passer le crochet mousse sous le muscle droit, on amène facilement le tendon du trochléaris ; pour éviter cet écueil, il faut implanter une érigne double dans la partie supérieure de la sclérotique, et par ce moyen, en tirant fortement en bas, on fait sortir l'œil de dessous la paupière supérieure, et l'on met à découvert le tendon d'attache du droit supérieur. Il est facile alors de le couper, et le globe de l'œil reprend sa position normale.

La cicatrisation de cette plaie se fait plus rapidement que dans les cas du strabisme convergent, parce que la paupière supérieure, se reposant sans cesse sur le globe de l'œil, laisse en contact les deux surfaces saignantes, et elle favorise la réunion qui se fait presque sans suppuration. L'inflammation est plus vive quand le strabisme est produit par le muscle droit aidé par le grand oblique.

La dissection qu'il faut étendre jusque dans les tissus graisseux qui enveloppent le tendon du trochléaris les enflamme fréquemment.

Une seule fois on a eu l'occasion d'opérer un strabisme inférieur, cette opération a été très-difficile à exécuter; elle exige une dissection très-délicate du muscle petit oblique, derrière lequel il faut passer pour atteindre le muscle droit inférieur. Il faut aussi implanter une érigne double dans la partie inférieure du globe afin de le relever, et de rendre visible le tendon d'attache du muscle droit inférieur. En ouvrant le sac de la conjonctive on tombe sur le muscle petit oblique, et avec le manche du scalpel on l'abaisse, afin d'arriver au muscle contracté; si l'on ne faisait pas attention à ces rapports anatomiques, on pourrait s'égarer dans l'orbite et se livrer à des recherches dangereuses.

L'inflammation qui s'est développée après la seule opération de ce genre a été très-violente, mais on s'en est rendu maître par un traitement commencé et suivi avec vigueur.

QUATRE-VINGT-QUATRIÈME OBSERVATION.

Strabisme supérieur de l'œil gauche. — Division du muscle droit
supérieur et du tendon du grand oblique.

Étienne Samoioff, âgé de vingt-sept ans, de Saint-Pétersbourg, a louché depuis son enfance. C'est insensiblement que cette déviation s'est formée; on ne voit que la
moitié de la cornée; l'autre partie est cachée par la paupière supérieure. Il voit à peine les objets les plus éclairés
lorsqu'il se sert seulement de cet œil; les pupilles sont également ouvertes, et à aucune époque la vue n'a *jamais été
double*.

L'opération a été faite le 3 août; les difficultés ont été
grandes à vaincre; le globe de l'œil était sans cesse ramené
en haut par les contractions musculaires, il fallut l'accro-
cher avec une érigne double afin de pouvoir le rendre immobile : la conjonctive fut détachée de la paupière supérieure, et, après avoir coupé le muscle droit supérieur, le
tendon du grand oblique fut pris avec le crochet mousse, et
après avoir été amené hors de l'orbite il fut coupé avec des
ciseaux.

Aussitôt l'œil tomba dans le centre des paupières; cependant il fut légèrement attiré en bas.

Après cette opération la vue fut bien améliorée; le malade put lire les caractères les plus petits, et il voyait également à de longues distances.

Le traitement fut commencé avec énergie, des sangsues
furent appliquées sur la tempe et sous les paupières, et
trois semaines après la guérison était achevée.

7

QUATRE-VINGT-CINQUIÈME OBSERVATION.

Strabisme supérieur de l'œil droit, et convergent de l'œil gauche.

Anicieff Essen, âgée de neuf ans, de Saint-Pétersbourg, eut une ophthalmie qui eut pour résultat un strabisme double, mais dans des directions différentes. L'œil droit était porté en haut, et à moitié caché par la paupière supérieure ; l'œil gauche était attiré en dedans un peu vers le haut. L'œil droit pouvait être porté en dehors, tandis que l'œil gauche ne pouvait jamais dépasser le milieu de l'ouverture des paupières. Cet œil servait peu à la vision en plein jour, et le soir à une grande lumière *la vue était double* ; les pupilles étaient inégalement ouvertes ; celle de l'œil gauche était constamment plus large que celle de l'œil droit.

Après avoir coupé le muscle droit supérieur à l'œil droit, la déviation cessa tout-à-coup. On coupa le muscle interne à l'œil gauche, et la direction des yeux ne laissa plus rien à désirer, si ce n'est l'œil gauche qui était légèrement dirigé en haut et en dedans ; le grand oblique agissait encore spasmodiquement. La vue fut aussitôt améliorée, elle devint longue dans l'œil gauche, et elle cessa d'être double dans l'œil droit.

Le traitement fut dirigé avec activité, on fit aussitôt après l'opération une application de sangsues, ce qui prévint un trop grand développement de l'inflammation. Quelques bourgeons muqueux végétèrent dans l'angle interne de l'œil, ils furent emportés, et la cicatrisation se fit avec rapidité.

QUATRE-VINGT-SIXIÈME OBSERVATION.

Strabisme convergent et inférieur de l'œil gauche.

Ferdinand Godlibe Moscowitz, âgé de trente ans, a été malade à l'âge de deux ans; des accès convulsifs ont produit la déviation de l'œil gauche. La cornée est presque entièrement cachée par la paupière inférieure. Les pupilles sont *contractées*, il ne voit *pas double*. Cet œil est très-faible, et il ne peut lire sans le secours de l'autre œil.

Le muscle droit inférieur fut coupé, après avoir préparé et évité le petit oblique. Aussitôt le globe de l'œil se précipita dans l'angle interne des paupières, et on eut à corriger un strabisme convergent du plus haut degré. Cette opération fut faite avec quelques difficultés, parce que les muqueuses déjà tuméfiées formaient des bourrelets sous les instruments. Enfin le muscle droit interne fut coupé, mais l'œil ne reprit pas sa position normale. Les deux muscles obliques le retenaient dans l'angle interne.

Dieffenbach fit passer une petite ligature de soie dans la muqueuse de l'angle externe des paupières; elle servit à tirer l'œil en dehors. Les deux bouts de cette ligature furent attachés sur la tempe avec des emplâtres. L'œil fut ainsi ramené dans le centre des paupières, et il conserva invariablement cette position. Les pupilles *se contractèrent*, et il ne *vit pas double*.

Les paupières furent fermées, et l'on appliqua des bandelettes agglutinatives pour mettre les plaies à l'abri du contact de l'air, des compresses froides furent appliquées sur l'orbite, et le malade fut mis à la diète.

L'inflammation qui suivit cette opération fut très-vive; elle débuta avec violence; il fut nécessaire de faire des applications de sangsues. Il prit aussi, pendant plusieurs jours, une petite quantité de sel amer. Trois semaines après, les accidents inflammatoires avaient entièrement cessé, mais la conjonctive était encore boursouflée, elle formait un anneau rouge autour de la cornée, les paupières étaient gonflées et ecchymosées, il semblait qu'un coup violent avait meurtri cet œil. On employa les lotions avec l'eau de plomb et l'eau de camomille; la cicatrisation se fit avec rapidité, et, lorsque la ligature de soie fut enlevée, le globe de l'œil ne dévia plus en dedans, il conserva la position qui lui avait été donnée dans le centre des paupières.

Cette observation est empruntée à Dieffenbach.

CHAPITRE SEPTIÈME.

STRABISME DIVERGENT.

Le strabisme divergent est une variété que l'on n'a pas aussi souvent l'occasion d'étudier que celle du strabisme convergent. Dans le nombre de cent observations rapportées dans ce travail, on compte seulement dix faits de ce genre.

L'action spasmodique du muscle externe, agissant seule, ne détermine pas de changement dans l'ouverture de la pupille. Dans l'état normal, lorsque volontairement on dirige l'œil en dehors, *sans fixer long-temps un objet*, la pupille change peu ; elle se contracte seulement lorsque la volonté tient l'œil pendant quelque temps dans cette position, et quand l'œil s'*adapte* à cet objet, pour bien le saisir, il y a alors association de mouvements, ce qui produit la contraction de la pupille. Je dis association de mouvements, parce que les muscles obliques font varier l'étendue de l'axe de l'œil, et modifient l'ouverture pupillaire.

Dans cet état de déviation externe, l'œil n'est pas sous l'influence d'une association de mouvement ; il y a seulement une force qui le retient mécaniquement, aussi les per-

sonnes qui louchaient en dehors, d'un seul œil, dont l'histoire est rapportée plus loin, ne voyaient-elles pas double.

Lorsque le muscle externe est coupé, l'œil obéit sans
résistance à l'action du muscle droit interne, et des deux
muscles obliques. Le strabisme externe est souvent changé
en strabisme interne, ce qui rend nécessaire une seconde
opération. Il faut attendre, pour corriger cette nouvelle
difformité, que le muscle externe se soit créé de nouvelles
attaches; sans cette précaution, la seconde opération serait
inutile, nuisible même.

Il n'y a plus d'antagoniste en action, puisque le muscle
droit externe est coupé : ce dernier, n'étant pas encore
soudé à la sclérotique, ne peut pas suffire au redressement
du globe de l'œil, parce que les deux obliques, ayant conservé leur puissance, le tiennent sans cesse dans l'angle interne, et luttent avec avantage contre le muscle externe.
Ensuite la cicatrisation du muscle interne se faisant en
même temps que celle du muscle externe, l'état du strabisme interne serait permanent, puisque la cicatrisation de
ces muscles coupés se fait sur la sclérotique, l'œil étant
maintenu en dedans par les deux obliques. La vue n'est pas
double dans cette variété du strabisme, parce que les pupilles sont également ouvertes, mais il semble que la
myopie est produite par cette déviation. On est autorisé à
le croire, puisque la vue devient longue lorsque l'œil a
repris sa position naturelle.

On est étonné, lorsqu'on fait la première fois la section
du muscle externe, de la profondeur de sa position. C'est
réellement une difficulté à vaincre que la dissection de ce
muscle. C'est avec la plus grande peine qu'on parvient à le
distinguer de la sclérotique : le tiers antérieur de ce muscle

est un tendon aplati, large, mince, dont la direction des fibres est semblable à celle des fibres de la sclérotique; même aspect, même couleur, tout, en un mot, concourt à le faire confondre avec cette membrane, et c'est seulement quand le crochet est passé entre lui et cette dernière, c'est seulement quand ils sont séparés que l'on a la certitude d'avoir disséqué ce muscle. On ne peut arriver jusqu'à lui qu'après avoir tiré avec quelque force sur l'œil, afin de le porter en dedans; de cette manière, on allonge un peu le muscle contracté, et l'on éloigne l'œil du lambeau de la conjonctive, ce qui facilite l'introduction des ciseaux dans l'orbite.

Il est indispensable de couper ce muscle au moins dans son tiers antérieur, c'est-à-dire qu'il faut emporter toute la partie tendineuse en la détachant de la sclérotique. En négligeant cette précaution, on expose le malade à subir une cicatrisation longue, défectueuse, et ces bouts tendineux ayant une grande tendance à se rapprocher, à se souder, comme on le voit après la section du tendon d'Achille, la réapparition de la difformité est alors presque certaine. Lorsque cette opération a été faite convenablement, c'est-à-dire en coupant le tendon, la cicatrisation se fait avec rapidité, et les bourgeons charnus viennent rarement la compliquer et ralentir sa marche; cela tient à ce que l'angle externe de l'orbite étant plus saillant que l'interne maintient le lambeau de la conjonctive; ce dernier, ne pouvant pas se laisser affaisser, se couche sur le globe de l'œil, où il se soude plus rapidement que dans l'angle externe.

Le strabisme externe est aussi produit par une trop vive inflammation de l'orbite après l'opération faite sur le muscle interne; il peut aussi être la suite d'une section du muscle interne, lorsqu'il a été disséqué dans une trop grande étendue.

Lorsque le premier cas existe, il suffit de traiter l'inflammation ; lorsque l'on est parvenu à diminuer son intensité, on voit insensiblement l'action du muscle externe perdre de sa violence, et le globe de l'œil ne tarde pas à reprendre sa position naturelle.

Jamais je n'ai vu les muscles obliques prendre part a cette irritation spasmodique dépendant d'une inflammation traumatique.

Lorsque le strabisme externe est la suite d'une dissection trop étendue, il faut alors faire la section du muscle externe, et en quelques jours la guérison est complète.

Jusqu'à ce jour, je n'ai pas encore vu des bourgeons croître dans l'angle externe de l'œil. La plaie, dans cette région, guérit presque sans suppuration.

J'ai dit dans les considérations générales que la *puissance nerveuse* des nerfs du mouvement agissait par continuité sur les nerfs sensitifs, que l'état pathologique des premiers exerçait sur les seconds une influence assez grande pour suspendre leurs fonctions. Des faits peu nombreux, à la vérité, serviront à démontrer ce que je viens d'avancer. Comme ils ont été vus avant et après les opérations par un grand nombre de médecins, je n'hésite pas à les faire connaître.

Plusieurs fois j'avais remarqué que des sujets qui louchaient fortement ne voyaient pas avec l'œil dévié, qui était aussi insensible à la lumière vive qu'à l'obscurité. Lorsque le muscle contracté était coupé, l'œil agissait comme dans son état normal.

On ne dira pas, pour expliquer ce phénomène, que

l'œil ainsi renversé ne peut recevoir les rayons lumineux, puisqu'il vient se placer dans le centre des paupières, lorsque l'œil sain est fermé, et qu'il ne voit pas davantage malgré ce déplacement. Il y a donc une autre cause qui produit cet effet. Je crois pouvoir l'expliquer de la manière suivante.

Le nerf oculo-moteur, qui anime les muscles droits, produit aussi leur contraction spasmodique; cet état maladif est porté au ganglion ciliaire par continuité, c'est-à-dire par la courte racine de ce ganglion, et ce centre nerveux transmet l'état spasmodique du muscle à la membrane sensible de l'œil, par le nerf central de la rétine; ce qui rend cette membrane insensible.

J'ai fait cette opération dans un cas désespéré. Messieurs Arendt, Langé, Gritti, Simon, Roustoff, Jal, etc., ont été témoins de ces faits, et ils ont vu les résultats heureux.

QUATRE-VINGT-SEPTIÈME OBSERVATION.

Strabisme divergent de l'œil gauche. — Grande dilatation de la pupille déviée, cécité complète, guérison.

Igounoff, âgé de quarante-trois ans, du gouvernement de Moscou, a été rayé des cadres de l'armée impériale, parce qu'il était devenu aveugle. Lorsqu'il vint me consulter à Saint-Pétersbourg, il me dit avoir eu une ophthalmie qui dura long-temps, et qui produisit le strabisme externe dont il était affecté. Un grand nombre de médecins avaient vu ce malade, et ils l'avaient laissé comme incurable. L'immobilité et la grande dilatation de la pupille avaient fait diagnostiquer une amaurose.

Je me rappelais avoir opéré des louches qui ne voyaient pas avec l'œil dévié, et qui virent après l'opération. Je pris aussitôt la détermination d'opérer le strabisme de ce pauvre soldat.

Lorsque le muscle externe fut coupé, la pupille se contracta, et le malade dit qu'il voyait des étincelles ; insensiblement la vue s'éclaircit, et, huit jours après l'opération, Igounoff vint *seul* chez moi ; heureux de pouvoir montrer aux médecins qui l'avaient encouragé les beaux résultats de cette opération.

QUATRE-VINGT-HUITIÈME OBSERVATION.

Amaurose des deux yeux. — Fixité de l'œil gauche ; section des muscles droit, interne et externe ; guérison.

Charitonoff, âgé de quarante-huit ans, Mougik, habitant Saint-Pétersbourg, était aveugle. L'œil droit avait conservé de la mobilité, mais l'œil gauche était maintenu fixe au milieu des paupières ; la pupille était largement dilatée et immobile. Encouragé par le fait précédent, je fis d'abord la section du muscle droit interne, et la pupille se contracta. Cette opération détermina la formation d'un strabisme externe. Je coupai aussitôt le muscle externe, et immédiatement après cette opération, le malade nous dit qu'il voyait la lumière. Il fut suivi avec beaucoup d'intérêt par plusieurs médecins qui constatèrent son entière guérison. Quelques jours après l'opération, il vint seul à la consultation ; l'inflammation qui suivit ces deux myotomies fut très-faible, et trois semaines après il ne restait plus de rougeur.

QUATRE-VINGT-NEUVIÈME OBSERVATION.

Strabisme divergent de l'œil droit.

Étienne Hubé, âgé de dix-sept ans, de Riga, a louché en dehors dès son enfance. La pupille est large et immobile; il ne voit pas double.

Après avoir ouvert le sac de la membrane muqueuse, j'ai plongé dans l'orbite le crochet mousse, qui a ramené le muscle droit externe. Lorsqu'il fut bien disséqué, je le coupai en travers avec des ciseaux, et le globe de l'œil vint reprendre sa position normale. Cette opération ne fut pas suivie d'inflammation, il n'y eut pas de bourgeons à reséquer. Dix jours après, le malade était entièrement guéri.

QUATRE-VINGT-DIXIÈME OBSERVATION.

Strabisme divergent des deux yeux.

Nicolas Bressoff, âgé de trente-quatre ans, loucha en dehors à l'âge de treize ans, après une maladie éruptive. Les pupilles sont dilatées inégalement; il voit double.

J'ai opéré les deux yeux dans la même séance. L'œil droit fut plus difficile à ramener, parce que le muscle externe de ce côté était profondément attaché; il fallut étendre fort loin la dissection de la membrane muqueuse. La vue double cessa aussitôt que les yeux furent ramenés dans leur position normale; la guérison fut rapide. Trois semaines après l'opération, les globes oculaires furent insensiblement attirés en dedans, de sorte qu'il y eut un strabisme convergent. Je ne voulus pas attendre plus long-temps pour couper les muscles internes. Après cette nouvelle section, les yeux furent correctement placés, et la vue ne fut pas altérée.

Quinze jours après, je coupai les bourgeons qui étaient développés dans l'angle interne droit, et la cure fut achevée.

QUATRE-VINGT-ONZIÈME OBSERVATION.

Strabisme divergent de l'œil droit.

Mademoiselle Sophie Gertmann, de la colonie allemande de Saint-Pétersbourg, a commencé à loucher à l'âge de quatre ans, après une maladie éruptive.

La cornée est fortement attirée dans l'angle externe de l'œil. La vision est nulle de ce côté. Les pupilles sont également dilatées.

J'ai saisi la conjonctive avec un crochet simple, mais les efforts du muscle externe ont rendu nécessaire une plus grande action sur le globe de l'œil. J'ai dû placer une érigne double sur la sclérotique, afin d'imprimer à l'œil un mouvement de rotation sur son axe. Le muscle externe ne tarda pas à paraître, et après avoir fait passer un crochet mousse entre lui et la sclérotique, il fut coupé avec des ciseaux.

La vue devint très-bonne, aussitôt que l'œil eut repris sa position normale.

Il n'y eut presque pas d'inflammation ; pendant deux jours on fit des applications de compresses froides, et en huit jours la guérison était achevée.

QUATRE-VINGT-DOUZIÈME OBSERVATION.

Strabisme divergent des deux yeux.

Mademoiselle Anne Panadina, de Saint-Pétersbourg, louchait des deux yeux depuis sa deuxième année. Ce strabisme était divergent ; l'œil gauche était plus dévié que l'œil droit. Les pupilles très-dilatées, mais également ouvertes, étaient peu mobiles, et elles se contractaient faiblement lorsque les yeux étaient exposés à une grande lumière. Cette jeune fille était myope, mais elle ne *voyait pas double*.

Lorsque l'on fermait un œil, l'autre se plaçait dans le centre de l'orbite, surtout l'œil droit; le gauche restait toujours un peu dévié.

Les deux yeux furent opérés dans la même séance; les muscles droits externes furent coupés, et les yeux furent un peu attirés en dedans.

L'inflammation fut très-faible, et peu de jours après l'opération, la malade put sortir.

La vue changea aussitôt après l'opération : elle gagna une portée plus longue; de myope qu'était cette jeune fille, elle put voir les objets éloignés. Pendant les quinze premiers jours, les pupilles restèrent fortement contractées, et l'œil était très-sensible à la lumière.

L'action des muscles obliques, unie à celle du muscle droit interne, attira en dedans les deux yeux, et le strabisme divergent fut changé en strabisme convergent. Les pupilles, qui avaient insensiblement acquis une dimension normale, se contractèrent de nouveau, en conservant toutes deux une ouverture égale; la vue, devenue longue, n'était pas double, et cette jeune personne, six semaines après la première opération, se trouvait dans les meilleures conditions pour supporter une nouvelle section des muscles contractés, ce qui devait corriger définitivement cette déviation des yeux.

QUATRE-VINGT-TREIZIÈME OBSERVATION.

Strabisme divergent de l'œil droit.

Michel Risanoff, âgé de trente-trois ans, de Zarke-Sélo, reçut à l'âge de quatre ans un coup de fouet sur l'œil droit ; l'inflammation qui suivit fut très-violente, et après la guérison il y eut un strabisme divergent et une cataracte lenticulaire.

Les paupières étant écartées, je fis l'opération de la cataracte en pénétrant dans l'œil par la cornée, et ensuite le muscle droit externe fut coupé. L'œil reprit aussitôt sa place normale.

L'inflammation fut très-faible, dix jours après l'opération la rougeur avait disparu, et la vue était rétablie dans l'œil qui avait cessé de fonctionner.

QUATRE-VINGT-QUATORZIÈME OBSERVATION.

Strabisme divergent de l'œil gauche.

Nicolas Hulmann, âgé de cinq ans, de la colonie de Georsky, a louché en dehors à l'âge de deux ans, après des convulsions, suites d'une dentition difficile. L'œil gauche est très-fortement attiré en dehors, la pupille est large et peu mobile ; cet enfant ne peut pas dire s'il voit double.

Cette opération a été très-difficile à exécuter, à cause de l'indocilité du petit malade ; c'est avec la plus grande peine que l'on parvint à fixer les crochets. Enfin le muscle fut pris et coupé en travers, l'œil vint se placer dans le centre des paupières, et la guérison de la plaie était achevée huit jours après l'opération.

Ce strabisme divergent ne fut pas changé en convergent.

QUATRE-VINGT-QUINZIÈME OBSERVATION.

Strabisme divergent de l'œil droit.

Mademoiselle Reillan, âgée de dix-huit ans, a louché dès sa première année après des accès convulsifs. La pupille est dilatée, peu mobile, et la vue n'est pas double.

Le muscle contracté fut coupé et l'œil reprit sa position normale.

Des compresses froides furent placées sur l'orbite, et le septième jour les symptômes inflammatoires étaient éteints.

QUATRE-VINGT-SEIZIÈME OBSERVATION.

Strabisme divergent de l'œil droit.

Madame Adèle Watheline, de Saint-Pétersbourg, âgée de vingt-cinq ans, a louché en dehors à l'âge de six ans. Elle ne se rappelle pas avoir été malade avant l'apparition de cette difformité. Les pupilles étaient également *contrac-tées* ; elle était myope, jamais elle *n'a vu double* ; il y avait une différence dans la portée des deux yeux. Les verres de ses lunettes étaient de forces différentes, pour l'œil droit elle devait se servir du n° 8, et pour l'œil gauche du n° 10.

Cette opération a été plus difficile à exécuter que celles que l'on fait dans l'angle interne des paupières : le muscle externe était attaché plus en arrière ; on le voyait plus difficilement que l'interne, parce que la partie antérieure était tendineuse, ce qui lui donnait le même aspect que la sclérotique.

Ce lien ayant été coupé, le globe de l'œil fut attiré en

dedans, la pupille conserva la même ouverture, la vue *ne devint pas double*.

Par l'action de la cicatrice le globe de l'œil a été ramené dans le centre des paupières; cependant il est resté un faible strabisme convergent trop peu prononcé pour être opéré.

Aussitôt après l'opération, il s'est manifesté une grande différence dans la portée de la vue; l'œil qui était myope a pu voir plus loin, d'une manière plus nette, et le verre qui servait seulement à l'œil gauche a pu être employé pour l'œil droit.

Les suites de cette opération donnèrent quelques inquiétudes; l'inflammation, qui pendant les quatre premiers jours avait été faible, se développa tout-à-coup avec une extrême violence, tous les tissus de l'orbite furent gorgés de sang; des douleurs lancinantes ne laissaient pas de repos à la malade, et ce n'est qu'à un traitement anti-phlogistique puissant que cédèrent tous ces symptômes alarmants; de nombreuses applications de sangsues, des purgatifs, des compresses froides sur l'œil ne tardèrent pas à éteindre cette inflammation menaçante qui venait de mettre en doute le succès de cette opération.

CHAPITRE HUITIÈME.

STRABISME CONGÉNITAL.

Lorsque l'on étudie les différentes observations de strabisme, on est étonné de trouver si peu de strabismes congénitaux. Cette différence paraît encore davantage lorsque l'on compare cette difformité avec celles produites par les autres contractions musculaires. Que d'enfants naissent avec des pieds-bots, avec des déviations de la tête? Comment les muscles des membres, du cou, etc., etc., sont-ils plutôt altérés dans leur étendue que les muscles de l'orbite? Comment, en un mot, l'action spasmodique paraît-elle épargner les muscles de l'œil? Ne peut-on pas supposer que la grande harmonie qui régit les mouvements des globes oculaires les met à l'abri de toute déviation congénitale? ou bien ne peut-on pas croire que la privation de l'excitation qui leur est nécessaire n'a pas encore produit d'altération dans leur appareil locomoteur. L'œil, n'ayant pas subi l'action de la lumière, est encore un organe inerte, inutile, presque étranger à la vie générale; il peut dans cet état être assimilé au poumon qui, dans la vie utérine, n'a encore donné aucune preuve de son existence; soit par

une action normale qui ne se développe qu'à la sortie de
l'utérus , soit par une altération dont on ne peut aucune-
ment apprécier l'état ; en d'autres termes , la maladie
d'un organe ou de ses annexes ne peut être bien appréciée
que par ses symptômes extérieurs , et une altération ne
peut exister dans un organe qu'autant que cet organe
complètement développé ait déjà fonctionné.

Nous pouvons donc , par analogie , essayer d'expliquer
l'absence du strabisme congénital par la nullité du rôle
que l'œil a joué jusqu'à la sortie de l'enfant hors de l'u-
térus , et le grand nombre des autres déviations par le rôle
actif du système musculaire en général pendant la vie in-
tra-utérine. Dans un nombre de cent observations de
strabisme , nous en trouvons seulement quatre congénitaux ,
tandis que l'on voit plus des deux tiers des enfants accablés
de contractions musculaires naître avec cette maladie.

Ces observations ont été détachées de leur groupe naturel et présentées dans un chapitre particulier , parce
qu'elles ont offert pendant l'opération quelques particula-
rités remarquables qui ont dû être notées avec soin , non
pas qu'elles puissent fournir pour le moment quelques
éclaircissements sur cette question du strabisme congénital;
mais dans l'avenir, en les réunissant à d'autres , en com-
parant les différences , on pourra donner de ce fait une
explication probable.

QUATRE - VINGT - DIX - SEPTIÈME OBSERVATION.

Strabisme convergent congénital de l'œil gauche.

Joseph Orlofsky , âgé de douze ans , fils du célèbre
peintre polonais , naquit avec un strabisme convergent de

l'œil gauche. Le globe oculaire était si fortement dévié que l'on voyait à peine une partie de la cornée : lorsque l'œil droit était fermé, l'œil gauche se plaçait au milieu des paupières, mais il était insensible à la lumière. L'œil droit très-faible était fatigué après un travail très-court.

J'ai opéré ce jeune homme en présence des princes Galitzin, qui ont pu constater de suite les résultats obtenus par cette opération. Non-seulement l'œil reprit sa position normale, mais la vue lui fut rendue, longue et correcte.

Le lendemain l'inflammation était plus développée qu'on ne la voit ordinairement ; sous cette influence le muscle droit externe se contracta, et l'œil fut attiré en dehors.

Cette inflammation céda à un traitement anti-phlogistique ; le muscle droit externe se relâcha, et insensiblement le globe oculaire vint se placer au milieu de la fente des paupières.

Trois semaines après l'opération il ne restait plus aucune trace de strabisme. Ce qui nous a le plus étonné, c'est que cet enfant éprouvait de très-vives douleurs dans la tête, lorsque le muscle droit interne était placé sur le crochet.

QUATRE-VINGT-DIX-HUITIÈME OBSERVATION.

Strabisme convergent congénital de l'œil droit.

Marie Joubert, âgée de douze ans, de la colonie française, à Saint-Pétersbourg, louchait très-fortement de l'œil gauche. La pupille n'était pas dilatée, et la vue n'était pas double. Lorsque cette jeune personne fermait l'œil droit, elle ne pouvait pas ramener l'œil gauche dans le centre des paupières, et alors elle ne voyait pas.

L'opération a été difficile à exécuter, à cause d'une hémorrhagie abondante, qui n'a pas cessé de couvrir les tissus qu'il fallait couper pour arriver au muscle contracté. Ce dernier fut enfin coupé, et le globe de l'œil vint aussitôt reprendre sa position normale.

L'inflammation exista pendant six jours ; des compresses froides suffirent pour arrêter son développement. Quinze jours après, je dus couper un bourgeon charnu dans le grand angle de l'œil ; et un mois après l'opération, la cicatrisation était achevée. Pendant l'opération, les douleurs de tête ont été très-vives.

QUATRE-VINGT-DIX-NEUVIÈME OBSERVATION.

Strabisme convergent congénital de l'œil droit.

Pierre Kierieff, âgé de quatorze ans, naquit avec un strabisme convergent de l'œil droit. La pupille est *largement dilatée*, et il ne voit pas avec cet œil. Lorsque l'on ferme l'œil gauche, l'œil droit ne peut pas être ramené dans le centre des paupières.

L'opération fut achevée très-rapidement, aucun accident ne vint compliquer les manœuvres ; il eut pendant l'opération de vives douleurs de tête. Aussitôt que le muscle interne fut coupé, la pupille *se contracta* avec violence et rapidité. L'œil fut lavé avec de l'eau froide, et cinq minutes après, en ouvrant les paupières, on vit la pupille dans un état de contraction extrême ; le malade *voyait* par cet œil, mais encore d'une manière incertaine.

Des compresses froides furent placées sur l'œil, et une diète absolue fut prescrite. L'inflammation ne tarda pas à passer à l'état chronique ; on eut recours à l'eau de plomb pendant quelques jours, et bientôt la rougeur de la muqueuse pâlit pour disparaître enfin entièrement.

CENTIÈME OBSERVATION.

Strabisme convergent congénital double.

Nicolas Bender, âgé de quatorze ans, de Kazan, est né avec un strabisme des deux yeux ; l'œil gauche est plus dévié que l'œil droit. Les pupilles *sont égales* et mobiles ; il ne voit *pas double*, mais il est très-myope.

L'opération faite aux deux yeux dans la même séance a changé l'aspect de cette figure qui avait un caractère étrange. Les deux yeux ont conservé la position droite ; les pupilles ont conservé une égale dimension ; la vue n'a pas été double, et il n'y a pas eu de différence appréciable dans la portée des deux yeux, mais la vue est devenue longue.

Un traitement anti-phlogistique a été suivi avec persévérance, des compresses froides ont continuellement été placées sur les orbites que recouvraient des emplâtres agglutinatifs ; tous les jours pendant la première semaine le malade a pris du sel amer, et dix jours après l'opération, il ne restait plus qu'une petite rougeur dans l'angle interne des paupières.

Nous venons de voir cent observations, dont les détails ont été notés à mesure que les symptômes se sont développés.

Après cette étude, est-il permis de conclure? nous ne le pensons pas. La question du strabisme est trop récente, trop peu de faits existent encore pour oser établir les bases d'une nouvelle explication des phénomènes de la vue.

Il faut savoir renoncer au plaisir d'imaginer des théories, fort séduisantes sans doute, mais qui s'écroulent devant une seule observation contraire.

Nous nous bornerons donc à analyser les divers phénomènes développés avant et après les opérations; les faits seront réunis par groupes, et nous tâcherons de montrer les différences qui existent entre l'œil placé correctement et l'œil dévié. Ce tableau des effets pathologiques servira de pendant à celui représentant les fonctions de l'œil dans son état physiologique.

Dans un nombre de cent strabismes qui a servi de base à ce travail, on compte :

Stabismes convergents de l'œil droit. 36
    —   —   récidives. . . 2
Strabismes convergents de l'œil gauche. 24
Strabismes convergents des deux yeux. 17

Strabismes par la contraction du muscle grande oblique   4
Strabismes congénitaux.   4
Strabismes divergents. 10
Strabismes supérieurs et strabisme inférieur.   3
                                              ——
                                         100

Parmi les strabismes de l'œil droit, seize ont vu double avant l'opération.

Quatre ont conservé la vue double quelque temps après l'opération.

Seize n'ont pas vu double avant d'être opérés.

Deux, qui ne voyaient pas double avant, ont vu double après l'opération.

Quatre autres ont présenté le phénomène remarquable de voir double avec un seul œil.

Enfin, deux louches ont dû être opérés une seconde fois, parce que les deux parties du muscle divisé s'étaient soudées.

Trois ont été opérés de la cataracte en même temps que du strabisme.

Parmi les strabismes convergents de l'œil gauche, on a remarqué :

Sept individus voyant double avant l'opération ;

Deux voyant double après l'opération ;

Quatre ne voyaient pas avant l'opération, avec l'œil dévié.

Deux n'ont pas recouvré l'usage de l'œil *délouché*.

Un malade a été opéré de la cataracte en même temps que du strabisme.

Un enfant a laissé du doute avant et après l'opération, il n'a jamais pu dire s'il voyait double ou non.

Dans l'examen des strabismes convergents des deux yeux, on a compté :

Deux malades voyant double avant l'opération ; six ont vu double après avoir été opérés ; cinq ne voyaient pas avant l'opération avec l'œil le plus dévié, et ils ont vu après.

Dans les observations du strabisme congénital, pas un seul n'a vu double avant l'opération ; un seul a vu double après.

Le strabisme divergent n'a pas présenté les phénomènes de la vue double, ni avant, ni après l'opération. Lorsque le strabisme divergent est la suite d'une opération sur le muscle interne, la vue est double, si toutefois les deux yeux sont déviés.

Un seul a vu double avant d'être opéré dans la variété du strabisme supérieur ; mais aucun n'a vu double après l'opération.

La vue double a toujours été remarquée chez les individus dont les pupilles étaient dilatées ; c'est-à-dire lorsque la pupille de l'œil dévié était plus large que celle de l'œil sain.

Si les pupilles étaient contractées, la vue n'était pas double, lorsque même elles étaient inégalement ouvertes.

Jamais ce phénomène n'a existé lorsque les ouvertures pupillaires étaient à l'état normal.

Quelque temps après l'opération, ordinairement quinze à vingt jours, les pupilles qui se sont dilatées se contractent, et celles qui ont été contractées outre mesure se dilatent : alors la vue devient correcte, et elle cesse d'être double.

Une observation qui s'est toujours présentée de la même

manière, c'est celle de la myopie lorsque le muscle grand oblique était contracté. Cette myopie cessait, la vue devenait longue aussitôt après la division de ce muscle. N'est-on pas autorisé à penser que cette myopie est sous la dépendance de cette contraction musculaire ? Après les guérisons obtenues par cette opération, après ce que nous avons vu de la manière d'agir de ce muscle, sur le globe de l'œil, ne peut-on pas espérer pouvoir améliorer l'état des myopes en coupant le tendon du muscle grand oblique ?

On a vu que, dans l'état physiologique, les pupilles sont toujours contractées lorsque l'œil est volontairement attiré en dedans. Dans l'état pathologique, au contraire, c'est-à-dire dans l'état de strabisme convergent, les pupilles ont été dilatées vingt-trois fois dans le nombre de soixante-deux faits.

La pupille est alors dilatée d'une manière passive, la volonté n'agit plus sur elle ; le muscle droit interne, attirant l'œil en dedans, soustrait la pupille à l'action de la lumière, et elle se trouve dans les mêmes conditions que celle des yeux dans l'obscurité, on sait qu'alors les pupilles se dilatent très-largement.

Il est un ordre de faits plus difficile à expliquer ; c'est l'abolition de la vue dans l'état de strabisme.

L'action nerveuse des nerfs locomoteurs étant altérée ne réagit-elle pas momentanément sur les nerfs sensitifs ? Ce qui est positif, c'est que l'action spasmodique cessant par la division du muscle, le nerf sensitif retrouve toute son impressionnabilité, et la vue est rétablie dans un œil qui avait cessé ses fonctions. Les observations rapportées dans le chapitre du strabisme divergent sont une preuve convaincante de cette explication. Au reste, il paraît être bien prouvé que la vue double, dans cet état de strabisme, dépend de ce que la rétine de l'œil dévié est touchée par le rayon lumineux, dans une partie qui n'est pas la correspondante de celle de l'œil sain, et que ces deux impressions produisent deux images.

Ce qui confirme cette explication, c'est que l'œil dévié voit moins nettement les objets que l'œil sain, même lorsque le malade se sert uniquement de l'œil qui louche ; lorsqu'il se sert des deux yeux, il voit double, et l'image double perçue par l'œil dévié est plus vague, plus incertaine que celle perçue par l'œil sain.

Après l'opération, la vue double existe quelquefois, les deux points correspondants des deux rétines sont impressionnés ensemble, mais les pupilles sont inégales ; ce phénomène existe, lorsque les individus voyaient à peine avec l'œil dévié avant l'opération. Dans ce cas, les yeux ne peuvent pas encore *s'accommoder* régulièrement pour voir : l'œil, étonné de cette excitation nouvelle pour lui, a besoin de quelque habitude pour voir correctement ; c'est presque une nouvelle éducation qu'il doit faire.

Les muscles obliques n'exercent pas seulement une grande action sur les mouvements du globe oculaire, nous venons de voir qu'ils impriment aussi des changements à l'ouverture pupillaire et à la vue.

Le muscle grand oblique, en se contractant, attire l'œil en haut et en dedans, et le petit oblique le conduit en bas et en dedans.

C'est l'étude des observations du strabisme qui nous autorise à poser de suite cette conclusion, elle est contraire à l'opinion de plusieurs physiologistes : Karl Bells dit que le petit oblique attire l'œil en haut, et le grand oblique en bas (1).

Valentin pense que l'œil est dirigé en haut et en dedans par l'action des muscles droit interne et petit oblique (2).

Alex. Lauth a écrit que le muscle oblique supérieur dirige la partie supérieure de l'œil en dedans et en avant vers le nez, et que l'inférieur tourne la partie externe en bas et en avant (3).

Il doit rester peu de doutes à cet égard, lorsqu'on se rappelle l'histoire des opérations contenues dans le cinquième chapitre de ce travail. Toutes les fois que le globe de l'œil a été dirigé en haut et en dedans, le tendon du muscle grand oblique a été coupé, et l'œil a été ramené en bas par son antagoniste.

Il n'est cependant pas démontré que le muscle grand oblique puisse agir seul; en d'autres termes, rien ne prouve que le grand oblique attire l'œil en haut et en dedans sans unir sa puissance à celle d'un autre muscle, par exemple, au muscle droit interne.

Les yeux qui étaient déviés par l'action spasmodique du trochléaris n'ont jamais été ramenés par la section seule du muscle droit interne.

Sous ce rapport il reste encore une expérience à faire; les opérations ont toutes été commencées par la division du muscle droit, et c'est seulement lorsque l'œil était encore dévié que l'on coupait le tendon du grand oblique. Il faudrait donc, lorsque le globe de l'œil est attiré en dedans et

---

(1) Physiologische und Pathol. tec., page 169; 1832.
(2) De fonctionibus nervorum cerebralium; Berne, 1839.
(3) *Nouv. Manuel d'Anatomie.*

en haut, couper seulement le tendon du grand oblique : c'est le seul moyen de savoir si les deux muscles réunissent leur puissance, ou s'ils agissent isolément.

Ce qui peut être considéré comme la fonction réelle des obliques, c'est de retenir l'œil en avant lorsque les quatre muscles droits se contractent, et surtout de modifier l'étendue de l'axe de l'œil, lorsque cet organe a été tourné dans une direction quelconque par les muscles droits, afin de s'accommoder sur un objet.

Si l'action contractile des muscles obliques est spasmodique, s'ils sont dans un perpétuel état de contraction, il en résulte un changement dans l'axe de l'œil; le globe, étant écrasé dans la moitié de sa circonférence par les deux tendons des obliques, forme une convexité en avant, et la myopie est le résultat de cette modification. C'est ainsi que nous l'avons toujours remarqué dans les strabismes par la contraction du grand oblique.

Après les opérations, on a obtenu des résultats contraires, c'est-à-dire que le grand oblique étant coupé, la convexité de la cornée s'est affaissée, et la myopie a été guérie.

Ces résultats contraires sont une pierre de touche qui donne la valeur exacte des observations faites avant les opérations.

Nous avons vu que l'œil qui louchait en dehors était porté en dedans, quand on avait coupé le muscle externe; ce mouvement est produit par le muscle droit interne et par les deux muscles obliques.

On voit très-rarement ce grand déplacement, lorsqu'on coupe le muscle droit interne, parce que les deux obliques deviennent les antagonistes du droit externe, et ils retiennent l'œil dans le milieu de l'orbite.

La nécessité de couper de nouveau le muscle contracté s'est reproduite plusieurs fois. Les deux bouts du muscle s'étaient réunis, et l'œil avait été ramené dans sa position anormale. La seconde opération donna un résultat heureux et définitif, parce que la partie antérieure du muscle fut emportée avec des ciseaux. L'écartement des deux bouts avait au moins quatre lignes de longueur, et cependant la jonction de ces deux bouts s'était faite de nouveau.

Ces deux observations sont une nouvelle preuve de l'allongement des muscles après leur division. Ce mouvement est un acte physiologique, il s'établit lorsque le muscle est soustrait à l'action qui l'irrite. Dans les pieds-équins, par exemple, lorsque l'on coupe le tendon d'Achille, les deux extrémités sont éloignées quelquefois de quatre à cinq pouces, et plus tard, lorsque la cicatrisation est achevée, on sent seulement une substance intermédiaire de l'épaisseur de trois quarts de pouce.

Dans ce cas, les muscles jumeaux n'étant plus irrités par les deux points d'attache ont pu se reposer, et, dans cet état, ils se sont allongés de manière à permettre le contact des deux bouts séparés. Depuis ces exemples, le bout antérieur a toujours été coupé, et le strabisme ne s'est plus reproduit.

Il est arrivé qu'après la division du muscle droit interne, l'œil était dominé par une puissance spasmodique qui le mettait en mouvement. C'étaient de petites oscillations très-rapides, et qui ont cessé par la division du muscle grand oblique. Il est très-probable que l'on pourra, par la division de ce grand oblique, guérir ces mouvements spasmodiques, involontaires du globe de l'œil.

Ce que l'on ne croira pas dans quelques années, c'est que des chirurgiens placés sur le même théâtre que Dieffenbach ont commencé par attaquer brutalement, sans la connaître, cette conquête, grande d'avenir, et, lorsque les résultats ont été positifs, ils ont nié à son auteur l'honneur de l'invention.

Ce que l'on ne croira pas, c'est qu'un des corps savants les plus influents de France a reçu avec indifférence, presque avec dédain, cette opération qui avait le tort très-grave de venir de l'étranger, et, lorsque enfin le grand nombre des faits a forcé les illustres membres à prêter quelque attention au bruit qu'elle faisait, un chirurgien qui, par sa position, devait plus qu'un autre apprécier les inconvénients de cette difformité, s'est levé pour demander la parole contre cette importation.

Cette opération ouvre une voie nouvelle aux chirurgiens. Elle va servir de base à une nouvelle médecine opératoire oculaire, et les contractions spasmodiques des muscles de la face, les *tics* des paupières, des lèvres, des joues, etc., ne seront plus considérés comme incurables. En coupant les muscles contractés, on paralysera les agents de ces affections.

FIN.

Imprimé par Béthune et Plon, à Paris.

www.ingramcontent.com/pod-product-compliance
Lightning Source LLC
LaVergne TN
LVHW012007180726
843502LV00005B/1583